ALBA

das Ergebnis einer Forschung

Beiträge zur Kenntnis der Edelmetalle
als Werkstoffe in der Zahnheilkunde

Herausgegeben von

W. C. HERAEUS G. M. B. H.
HANAU

Springer-Verlag Berlin Heidelberg GmbH

1938

ISBN 978-3-662-33746-2 ISBN 978-3-662-34144-5 (eBook)
DOI 10.1007/978-3-662-34144-5

Softcover reprint of the hardcover 1st edition 1938

Inhalt.

Vorwort.

Zehn Jahre sind vergangen, seit der damalige Leiter unseres Laboratoriums, der allzufrüh verstorbene Herr Dr. Feussner, die Bedeutung vergütbarer Edelmetall-Legierungen auf dem Palladiumgebiet erkannte und im Februar 1928 in einem Tätigkeitsbericht folgendes niederschrieb:

> „In erster Linie stehen dabei unter den Edelmetall-Legierungen die Legierungen der Platinmetalle mit den Metallen Chrom, Molybdän und Wolfram, sowie die Legierungen mit solchen Metallen, die Duralumin ähnliche Vergütungserscheinungen erwarten lassen. Es kann keinem Zweifel unterliegen, daß wir hier erst am Anfang eines Entwicklungsproblems stehen, dessen Ergebnisse vorläufig noch ganz unabsehbar sind, die aber tiefgehenden Einfluß auf die gesamte Metallurgie ausüben werden.“

Welche kurze Zeitspanne liegt zwischen der Niederschrift des verstorbenen Physikers, und welche unendliche Entwicklung hat diese Zeit mit sich gebracht!

Was war der Anlaß zu dieser Entwicklung? Aus welcher Richtung kam der Anstoß, sich mit den Vergütungserscheinungen der Legierungen auf der Basis des Palladiums zu befassen?

Einmal lag es in der gesamten technischen Entwicklung des vergangenen Jahrzehntes begründet, sich mit der Frage der Vergütbarkeit auch von Edelmetall-Legierungen zu befassen, dann aber, und hier lag der Hauptanlaß, war die Frage der Verwendung von Palladium durch große neue Funde von Palladium in Kanada ein dringendes Problem geworden.

Von zwei Seiten also ging die Frage — die Problemstellung — aus, und in beider Hinsicht wurde eine zufriedenstellende Lösung erstrebt. Aus dem Vorhergesagten ist erkenntlich, daß es sich bei der Schaffung der Legierungen auf der Palladiumbasis nicht um die Frage handelte, für einen bestimmten Zweck eine bestimmte Legierung zu finden, sondern man schuf eine neue vergütbare Legierungsgruppe. Man prüfte die Gesamtheit ihrer technischen Eigenschaften, befaßte sich aber anfänglich weniger mit der speziellen technischen Verwendung.

So sehen wir in den Jahren 1928—1931 eine eifrige Arbeit im Laboratorium, diese Legierungsgruppe zu schaffen, sie in langwierigen Versuchen auszuprobieren und zu vervollständigen, bis im Juli des Jahres 1931 dieses Ziel als vorläufig erreicht angesehen und das erste Patent auf vergütbare Palladium-Silber-Gold-Legierungen zur Anmeldung gebracht werden konnte.

Weitere Arbeiten folgten; weitere Patente wurden angemeldet, von denen als das wichtigste das unter der Nummer 611709 zur Erteilung kommende bezeichnet werden darf.

Waren die Legierungen nunmehr gefunden, so galt es, jede der einzelnen Legierungen einem geeigneten Verwendungszweck zuzuführen und sie diesem Verwendungszweck entsprechend einzustellen und anzupassen. Vornehmlich das Gebiet der Dentaltechnik konnte hierfür als besonders geeignet angesehen werden, aber auch andere Gebiete der industriellen Technik machten sich die Fortschritte, die durch die Schaffung vergütbarer Palladium-Silber-Gold-Legierungen gefunden waren, zunutze, und in viele Gebiete der Technik konnten die Legierungen eingeführt werden.

In der vorliegenden Arbeit interessiert allein das Gebiet der Dentaltechnik. In ihr wurden die von uns geschaffenen Legierungen unter dem Namen „Alba" eingeführt. So soll das vorliegende Buch auch über „Alba", die vergütbare Palladium-Silber-Gold-Legierung, Auskunft geben.

Gleichzeitig sollen aber auch Arbeiten aufgenommen werden, die über die übrigen Platinmetalle, ihre Verarbeitung, Aufarbeitung oder spezielle Verwendung in der Dentaltechnik berichten. Dabei sind wir vornehmlich von dem Gedanken ausgegangen, hier die Praxis zu Wort kommen zu lassen. Ihre Berichte über eigene Forschungs- und Entwicklungsarbeiten werden nicht nur für die große Zahl der Praktiker von Interesse sein, sondern befruchten in gleicher Weise den Wissenschaftler und geben Anregung.

Bewußt haben wir davon abgesehen, in dem Buch Aufsätze über die Verarbeitung speziell unserer Alba-Legierungen aufzunehmen, da wir das nicht als Sinn und Zweck eines solchen wissenschaftlichen Buches betrachten.

Im Gegenteil setzen wir im Grunde genommen voraus, daß jeder, der das Buch in die Hand bekommt, über die Besonderheiten und die Verarbeitung der Palladium-Silber-Gold-Legierungen Bescheid weiß, nehmen sie doch heute als Austauschwerkstoff für Goldlegierungen eine besondere Stelle ein, und wir glauben, daß eine „Gebrauchsanweisung" im üblichen Sinne nicht Sinn, Zweck oder Bestandteil einer wissenschaftlichen Veröffentlichung sein darf.

Die Aufsätze sollen vielmehr Rechenschaft ablegen denen, die heute die Legierungen und Materialien als etwas Selbstverständliches tagtäglich benutzen, ohne von der Unzahl der Probleme, die von der Schaffung bis zur Jetztzeit berücksichtigt werden mußten, von den unzähligen Fragen, deren Beantwortung wir als „Ergebnis einer Forschung“ heute der Öffentlichkeit übergeben, Kenntnis zu haben.

So begrüßen wir den Anlaß zur Herausgabe eines wissenschaftlichen Buches vornehmlich über diese Alba-Legierungen in der zehnjährigen Wiederkehr ihrer theoretischen Erkenntnis, und wir nehmen diese Tatsache gerne zum weiteren Anlaß, unseres verstorbenen tüchtigen Mitarbeiters, Herrn Dr. Feussner, zu gedenken.

Wir benutzen aber auch gerne die Gelegenheit der Veröffentlichung von wissenschaftlichen Aufsätzen, um uns dankend an alle die zu wenden, die mit ungeheurer Mühe zu den Erfolgen ihren Beitrag geleistet haben. Nicht nur die Mitarbeiter im eignen Werk, vom Physiker bis zum Laboratoriumsarbeiter, haben ihren tätigen Anteil, sondern auch alle diejenigen außerhalb unseres Werkes, deren Rat wir in der Zeit der Forschung zu unzähligen Malen haben in Anspruch nehmen müssen. Wenn der Öffentlichkeit heute, in einer Zeit, der die Idee des Vierjahresplanes beherrschend die Prägung verleiht, auf einem Gebiete wie dem der Dentaltechnik an Stelle von Gold ein hervorragender Austauschwerkstoff zur Verfügung steht, so erfüllt es uns mit Stolz, hierzu unseren besonderen tätigen Beitrag geleistet zu haben.

Dabei sind wir uns voll bewußt, daß es sich, wie bei jeder Gemeinschaftsarbeit, nur um einen Beitrag handeln kann. Jeder Rat, den wir in Anspruch nehmen konnten, jede Hilfe, die man uns zur Unterstützung unserer Arbeiten angedeihen ließ, die wertvollen Beiträge aus der Praxis und nicht zuletzt die einmütige Bereitwilligkeit der Praxis, diese Legierungen im Großen zu verwenden, hat dieses Werk gedeihen lassen, hat es gefördert.

Die mit der Einführung von weißen Edelmetall-Legierungen in der Zahnheilkunde verbundene Devisenersparnis ist enorm. Sie kann gefördert werden, wenn jeder, der vor der Frage steht, solche Legierungen zu verwenden, sich seiner Verantwortung bewußt ist. Hierzu gehört selbstverständlich neben dem guten Willen, der niemals fehlt, auch die entsprechende Aufklärung.

Aufklärend zu wirken sei daher neben der Rechenschaftslegung über unsere Forschungsarbeit eine weitere Aufgabe unseres Buches „Alba — das Ergebnis einer Forschung“.

Sein Motto seien die Goethe-Worte, die das Leitmotiv jeder Forschung sein sollten:

„Die Tat ist alles, nichts der Ruhm.“

Dr. R. Heraeus

Die Entwicklung vergütbarer goldhaltiger Palladium-Silber-Legierungen.

Von Dr. Konrad Ruthardt, Hanau.

Ohne Zweifel war es etwa im Jahr 1928 für den Metalltechniker eine äußerst reizvolle Aufgabe, legierungstechnisch das Palladium einer genaueren Untersuchung zu unterziehen. War doch über seine Verwendung und sein Verhalten in dieser Beziehung nur soviel bekannt, als man erfahrungsgemäß aus seiner bisherigen, verhältnismäßig spärlichen Verwendung wußte. Es wurde zu dieser Zeit in geringen Mengen dem Platin zulegiert, ohne aber je hierbei wesentlicher Legierungsbestandteil zu werden.

Metallkundlich wichtiger war die Tatsache, daß Palladium sowohl mit Gold als auch mit Silber eine Reihe lückenloser Mischkristalle bildet. Durch die Beilegierung des Palladiums zu Silber konnte der größte Nachteil des Silbers, nämlich seine Empfindlichkeit gegenüber schwefelhaltigen Agentien, beseitigt werden. Die Bildung der Palladium-Silber-Mischkristalle war auch vom Gesichtspunkt des Silbers aus gesehen eine gewisse Merkwürdigkeit, da ja bekanntlich Silber die Eigenschaft hat, abgesehen von Gold mit keinem anderen Metall in allen Konzentrationsverhältnissen feste Lösungen zu bilden. Es war deshalb sehr erfreulich und für den metallkundigen Forscher verlockend, daß Silber nicht nur mit Palladium lückenlose Mischkristalle bildet, sondern daß diese Mischkristalle auch noch imstande sind, Gold zu einem ternären Mischkristall in Lösung aufzunehmen.

Für den Erfolg der Arbeit war es von ausschlaggebender Bedeutung, daß etwa genau zur selben Zeit auch das kaufmännisch-wirtschaftliche Interesse darin bestand, Anwendungs- und Absatzmöglichkeiten für das um diese Zeit in steigendem Maße produzierte Palladium zu finden.

Durch dieses Zusammentreffen von metallkundlicher Forschung und kaufmännischem Interesse entstand jene Stoßkraft, der wir es verdanken, daß heute auf diesem Gebiet Legierungen vorliegen, die praktisch allen Anforderungen gerecht werden, die an diese Legierungsklasse überhaupt gestellt werden können.

Feussner, der sich im metallographischen Laboratorium der Firma Heraeus als Erster zusammen mit Jedele diesem Gebiet widmete, versuchte zunächst auf dem Weg einer Oberflächenhärtung, den hauptsächlichsten Mangel des Palladiums und seiner Legierungen mit Silber und Gold auszuscheiden. Dieser bestand darin, daß es nicht gelang, die Härte des Palladiums nur durch Hinzulegierung von Silber und Gold auf mehr als etwa 60 kg/mm² zu steigern. Er arbeitete zuerst ein Verfahren aus, bei welchem Palladium oder dessen Legierungen in eine hauptsächlich Bor und Kohlenstoff enthaltende Härtepaste eingebettet und einer Wärmebehandlung unterzogen wurde. Durch Diffusion bildete sich eine, höchstwahrscheinlich auf der Bildung intermetallischer Verbindungen beruhende, harte Oberflächenschicht, deren Ausmaß in erster Linie von der Temperatur und der Dauer der Wärmebehandlung abhängig war. Diese wissenschaftlich zweifellos interessante Methode war jedoch für die Praxis zu schwierig, um ein allgemeines Anwendungsbereich zu erobern.

Es war deshalb ein großer Fortschritt, als es Jedele (1931) gelang, goldhaltige Palladium-Silber-Legierungen zu finden, die der thermischen Vergütung zugänglich waren. Denn damit war es gelungen, den einzigen Mangel, den diese Legierungsgruppe in mechanischer Hinsicht aufzuweisen hatte, zu beseitigen.

In chemischer Hinsicht nämlich ist diese Legierungsgruppe, wenn man von der Empfindlichkeit gegenüber Salpetersäure und Jod absieht, in fast allen Richtungen den Gold- und Platin-Legierungen gleichwertig. Durch Hinzufügen von Eisen oder Kobalt oder Nickel oder mehreren dieser drei Elemente war es möglich, Legierungen zu erhalten, die die bekannte Voraussetzung für die thermische Vergütung zeigten. Sie bilden bei hohen Temperaturen zwischen 800 und 1000° eine Reihe lückenloser Mischkristalle, die bei tieferen Temperaturen nicht erhalten bleiben. Durch diese von der Temperatur abhängige Löslichkeit war es möglich, das Material, von hohen Temperaturen abgeschreckt, in weichem, verformbarem Zustand zu erhalten, dem dann durch Anlassen bei mittleren Temperaturen zwischen 400 und 600° eine Härtesteigerung verliehen werden konnte. Besonders günstig war es hierbei, daß schon verhältnismäßig geringe Mengen dieser, „Härtner“ genannten, unedlen Zusätze genügten, um die Aushärtung zu erreichen. Dadurch wurde vermieden, daß diese Härtner eine Verminderung der Korrosionsfestigkeit bedingten. Von diesen Zusätzen sind Kobalt und Nickel bis heute im Verein mit anderen Zusätzen im Gebrauch, speziell dann, wenn es sich darum handelt, Legierungen mit hoher Federkraft und sehr feinkörnigem Gefüge zu erschmelzen, während die eisenhaltigen Legierungen demgegenüber gewisse Mängel aufweisen und keine weitere praktische Bedeutung erreichten.

Legierungen auf dieser eben geschilderten Basis, die zum Patent angemeldet waren, wurden zunächst für Spinndüsen verwendet, kamen allerdings wieder außer Gebrauch, als es sich zeigte, daß für diese Verwendungszwecke Legierungen auf der Gold-Platin-Basis doch eine deutliche Überlegenheit zeigten. Nahezu gleichzeitig aber faßte die Erkenntnis Fuß, daß es auf diesem Gebiet gelingen mußte, hochwertige Legierungen herzustellen, die imstande sind, in technischer Hinsicht die in der Zahnheilkunde verwendeten Goldlegierungen vollständig zu ersetzen und dabei den Nutzen zu haben, in wirtschaftlicher Hinsicht Vorteile zu bringen, deren Ausmaß erst heute in vollem Umfang deutlich wird.

Für diese Zwecke mußten allerdings die Legierungsgruppen, die im DRP. 592558 vom 16. Juli 1931 patentiert sind, noch wesentlich ausgebaut werden. Die bei diesen Legierungen erreichbare Vergütung zeigte zwar für die damaligen Verhältnisse schon recht ansehnliche Werte. Immerhin aber reichte sie für viele Zwecke noch nicht aus. Das Erreichen der Maximalhärte war ziemlich stark an bestimmte Temperaturen und Zeitdauern bei der Wärmebehandlung gebunden. Es war daher wünschenswert, Legierungszusammensetzungen zu finden mit möglichst hohem Vergütungseffekt, der außerdem über ein weiteres Temperaturgebiet hin zu erzielen und auch in der Dauer der Wärmebehandlung nicht an so starre Grenzen gebunden war.

Feussner setzte die Versuche mit starkem Nachdruck und großem technischem Geschick fort, und es gelang ihm, das ganze Gebiet der goldhaltigen Palladium-Silber-Legierungen nach allen Richtungen hin auszubauen. Er fand noch eine ganze Reihe weiterer Elemente, die diese Legierungsgruppe vergütbar machte. Wieder waren es geringe Mengen unedler Metalle, von denen Zink, Zinn und Kupfer die größte Bedeutung erlangten. Es gelang, für viele Konzentrationsverhältnisse von Palladium und Silber eine Vergütung zu erzielen, beginnend schon bei wenigen Prozenten Palladium bis hinauf zu etwa 60%. Selbstverständlich konnte kein Universalhärtner gefunden werden, und es wurden deshalb für die einzelnen Gebiete die geeignetsten Härtner gesucht.

Es sei hier kurz ein Wort über die Methodik solcher Untersuchungen eingefügt. Es handelt sich hier mindestens um Vierstofflegierungen, meist sogar um Fünf- oder Sechsstofflegierungen. Es ist für jeden Metallkundler ohne weiteres klar, daß es nicht möglich war, bei der Anwesenheit so vieler Komponenten ein genaues Bild nach Art der Zustandsschaubilder für binäre Legierungen aufzustellen, wenn man bedenkt, daß wir noch heute erst mit der Aufstellung von Dreistoffsystemen beschäftigt sind. Es mußte vielmehr an einzelnen Legierungen der Zusatz weiterer Metalle untersucht und durch sinnvolle Kombination auf andere Zusammensetzungen übertragen werden. Die so gewonnenen Legierungen waren darauf wieder genau hinsichtlich ihrer Eigenschaften zu untersuchen. Denn der Zeit- und Kostenaufwand wäre ins Unermeßliche gestiegen, hätte man streng systematisch der Reihe nach alle möglichen Kombinationen untersuchen wollen. Trotzdem waren die Untersuchungen, die hauptsächlich im DRP. 611709 vom 2. Februar 1932 niedergelegt sind, von Erfolg begleitet. Und wir sind heute in der Lage, so ziemlich für alle Palladium-Silber-Kombinationen die richtigen Zusätze anzugeben, wenn es gilt, bestimmte Eigenschaften zu erzielen.

Gerade die Dentallegierungen stellten in technischer Hinsicht viele Aufgaben, die hier in dieser Allgemeinzusammenfassung nur kurz gestreift werden können. Je nach dem Verwendungszweck waren viele wichtige und zum Teil sehr schwierige Fragen in gemeinsamer Arbeit mit Zahnfachleuten zu bewältigen. Wichtig aber für die ganze Gruppe der Zahnlegierungen war, eine solche Zusammensetzung zu finden, die hinsichtlich der Mundbeständigkeit den Anforderungen gerecht wurde, ohne preislich zu teuer zu kommen. Es galt gewissermaßen, die in den Kosten unterste Grenze zu finden, bei der eine Legierung in chemischer Hinsicht noch vollständig resistent war. Es hing dies in erster Linie von der richtigen Wahl der Palladium- und weiter der Goldmenge ab. Es lag eine Schwierigkeit hierbei darin, daß die Verhältnisse im Munde im Laboratoriumsversuch nicht richtig nachgebildet werden konnten. Man konnte aber auch aus naheliegenden Gründen die chemische Beständigkeit nicht dem Verhalten im Munde des Patienten überlassen, sondern die Laboratoriumsversuche mußten wenigstens ein ungefähres Bild und eine gewisse Sicherheit bieten. Hauptsächlich dienten als Testproben sulfidische Reagenzien, beispielsweise kohlensäurehaltiges Ammonsulfid, weiter Milchsäure in Gegenwart der im Munde möglichen anorganischen Salze. Am aufschlußreichsten zeigten sich schließlich elektrolytische Versuche, bei denen unter Anwendung ganz schwacher Ströme die Legierungen als Anoden geprüft wurden. Als Abrundung dieser Versuche dienten schließlich Messungen des elektrolytischen Potentials, über die gesondert berichtet wird.

Eine weitere Frage, die in derselben Richtung liegt und für alle vergütbaren Legierungen von Bedeutung ist, war die, ob auch die Legierungen im vergüteten Zustand eine genügende Korrosionsfestigkeit aufweisen. Bekanntlich besteht ja das Wesen der thermischen Vergütung darin, daß eine bei hoher Temperatur aus homogenen Mischkristallen bestehende Legierung, die sich bei tieferen Temperaturen unter Entmischung umwandelt, einer Wärmebehandlung unterzogen wird. Zuerst wird bei hoher Temperatur das homogene Gefüge erreicht, das durch Abschrecken auf

Zimmertemperatur erhalten bleibt. Durch Anlassen bei mittleren Temperaturen wird die Umwandlung eingeleitet, die meist mit einer sehr starken Erhöhung von Härte und Festigkeit verbunden ist.

Die höchsten mechanischen Werte können nun auftreten, ehe die eigentliche Umwandlung metallographisch festzustellen ist. Die Legierung ist hierbei noch praktisch homogen, und somit ist auch keine interkristalline Korrosion zu erwarten. Eine Gefährdung der Anlaufbeständigkeit ist also nicht der Fall. Es kann aber auch vorkommen — und gerade bei den vergütbaren goldhaltigen Palladium-Silber-Legierungen tritt dies häufig auf —, daß die besten mechanischen Werte dann vorhanden sind, wenn infolge der Umwandlung der Kristalle eine zweite Phase deutlich auftritt. Korrosionsversuche der obigen Art haben aber gezeigt, daß glücklicherweise dadurch keine Korrosion auftritt. Röntgenuntersuchungen an übervergütetem Material haben diese Befunde erhärtet; wenn es dabei auch nicht gelang, die Konstitution der auftretenden Phasen vollständig zu klären, so zeigte es sich doch, durch die Messungen der Gitterkonstanten, daß die dabei auftretenden Kristallarten alle stark edelmetallhaltig waren. Starke Potentialunterschiede zwischen den einzelnen Kristallarten waren auf jeden Fall nicht zu erwarten. Die Korrosionsversuche ergaben, daß bei einem Goldgehalt von 5% ein Palladiumgehalt von etwa 27% eine genügende Sicherheit gewährleistete. Tatsächlich traten dann auch bei diesen Legierungen in der Praxis keine Gefährdungen auf.

Während die eben skizzierten Versuche ziemlich allgemeiner Art und für die ganze Legierungsgruppe von Bedeutung waren, so waren daneben je nach dem Verwendungszweck noch die verschiedensten Wünsche zu erfüllen. Dadurch entstanden ziemlich komplizierte Legierungen mit meist mindestens 5 Bestandteilen in ganz bestimmten Gewichtsverhältnissen, von denen aber jeder seinen speziellen Zweck zu erfüllen hatte.

So enthält die Gußlegierung Alba G. neben den Hauptbestandteilen Silber und Palladium noch geringere Mengen Gold, Kupfer und Zink. Kupfer und Zink sind verantwortlich für die hohe, fast 100% erreichende Vergütung. Außerdem bewirkt das gegenseitige Verhältnis dieser beiden Komponenten eine sehr rasche Vergütung, die innerhalb verhältnismäßig großer Temperaturbereiche zu erzielen ist. Ja, schon die Gußhärte eines langsam abgekühlten Gußstückes ist so hoch (etwa 150—200 kg/mm²), daß der Verarbeiter auch ohne eine anschließende besondere Wärmebehandlung eine genügende mechanische Festigkeit erzielt. Das Zink hat daneben noch eine günstige desoxydierende Wirkung, während Kupfer im Verein mit Gold eine hohe Dünnflüssigkeit, verbunden mit einem für den Praktiker genügend niedrig liegenden Schmelzpunkt, gewährleistet. Palladium und Gold endlich sind verantwortlich für die chemische Widerstandsfähigkeit gegenüber den Angriffen im Mund.

Noch komplizierter ist die Zusammensetzung der Alba-Legierung für orthodontische Zwecke. Hier wurde vor allen Dingen auf Spitzeneigenschaften in mechanischer Hinsicht Wert gelegt. Diese Legierung wird in der Praxis mit Vorteil verwendet, wenn es sich darum handelt, Regulierungen im Gebiß vorzunehmen. Es ist ohne weiteres einleuchtend, daß eine solche Legierung zweierlei vereinigen muß: Einmal eine hohe Federkraft und weiterhin eine möglichst hochliegende Streckgrenze. Das letztere bedeutet nämlich, daß auch bei hoher mechanischer Beanspruchung keine dauernde Formänderung des Werkstückes eintritt. Denn es ist ohne weiteres einzusehen, daß beispielsweise ein Regulierungsbogen, der seine ursprüngliche Form verloren hat, seinen Zweck, als solcher zu wirken, nicht mehr in der Lage ist. Dieser hohe Wert der Streckgrenze wird erreicht durch einen hohen Vergütungseffekt bei der Wärmebehandlung, der in diesem Fall durch die Kombination von verschiedenen Härtnern erreicht wird.

Aber noch auf einen anderen Punkt wurde speziell bei der Zusammensetzung dieser Legierung mit Rücksicht auf die Praxis großer Wert gelegt. Es ist eine ziemlich allgemeine Erscheinung, daß bei vergütbaren Legierungen mit dem Ansteigen der mechanischen Festigkeit ein starkes Abfallen der Dehnung des Materials verbunden ist, d. h. die Legierung ist im vergüteten Zustand etwas spröde geworden. So beträgt bei einer Einspannlänge von 10 cm die Dehnung von vielen Legierungen oft nur noch 10% gegenüber 20—30% vor der Vergütung. Bei der orthodontischen Legierung Alba O. wurde nun erreicht, daß auch nach der Vergütung noch eine Dehnung von etwa 25% erhalten ist. Dies ist für die Praxis außerordentlich wichtig, denn bei den oft ans Feinmechanische grenzenden Arbeiten ist somit keine Gefahr einer Brüchigkeit vorhanden, selbst wenn auch einmal dieser oder jener Fehler in der Wärmebehandlung gemacht werden sollte. So lassen sich sogar, wenn es sich notwendig erweisen sollte, noch an einem bereits fertigen Formstück kleine Abänderungen vornehmen.

Diese beiden Fälle wurden angeführt, um daran zu zeigen, in welch verhältnismäßig kurzer Zeit diese Legierungsgruppe zu einem hohen Stand entwickelt werden konnte. Handelt es sich doch bei den erwähnten Legierungen um solche, die längst das Laboratorium verlassen haben und Allgemeingut der Praxis geworden sind. Zugrunde aber liegen auch ihnen Erkenntnisse, deren wichtigste in den beiden oben erwähnten Patenten niedergelegt sind. In der letzten Zeit haben Legierungen auf der Basis Palladium-Silber-Gold auch für andere Verwendungszwecke als für zahntechnische große wirtschaftliche und technische Bedeutung erlangt. Zu erwähnen ist hier in erster Linie die Verwendung als Federmaterial für Füllhalter und in der Elektrotechnik als Kontaktnieten.

Die vorstehenden Ausführungen sollten zunächst in großem Zuge den Gang der technischen Entwicklung zeigen und klarlegen, in welcher Richtung und mit welchem Ziel die Versuchsarbeiten durchgeführt wurden. Im Rahmen dieses Buches sollen nun weiterhin Einzelfragen einer eingehenden Würdigung unterzogen werden. Sowohl die metallkundliche Seite wird vom Standpunkt des Metallfachmanns und des Metallbearbeiters aus gewürdigt, als auch die Verwendung dieser Legierungen in der Zahnheilkunde von den Fachleuten auf diesem Gebiet. Ferner wird die für die Korrosion so wichtige Untersuchung des elektrolytischen Potentials in einer Sonderarbeit behandelt.

Es ist selbstverständlich, daß eine neue Entwicklung, wie die vorliegende, sowohl mannigfache Anwendungsmöglichkeiten in der Praxis öffnet als auch Anforderungen hinsichtlich der Kontrolle im Betrieb des Herstellers erfordert. Handelt es sich doch um nichts anderes, als ein Metall, nämlich das Palladium, für neue Legierungsgruppen verwertbar und dadurch neuen Verbraucherkreisen zugänglich zu machen. Es folgen deshalb mehr vom allgemeinen Interesse aus noch weitere Arbeiten, die sich gerade dem Palladium als solchem, seiner Gewinnung und Darstellung, sowie seinen sonstigen Eigenschaften widmen. Wenn dabei auch die übrigen Platinmetalle behandelt und die Verwendung des Platins und seiner Legierungen in der Zahnheilkunde ausführlicher besprochen wird, so wird dies sicher niemand als Nachteil empfinden. Ist doch schon seit langem Pt und Pt-Ir ein sehr beliebter Werkstoff gerade bei Porzellanarbeiten geworden. Wir haben deshalb auch über dieses letztere Gebiet Ausführungen in das Buch aufgenommen, so daß wir neben dem Großteil der Abhandlungen, die sich in erster Linie mit den Pd-Ag-Legierungen befassen, auch solche bringen, die allgemein auf dem Platingebiet für die Zahnindustrie von Bedeutung sind. Wir glauben, daß auch diese von der Fachwelt gern mitgenommen werden.

Wissenswertes über Palladium-Silber-Gold-Legierungen für den Verarbeiter dieser Werkstoffe in der Zahnheilkunde.

Von Prof. Dr. Karl Falck, München.

1. Entstehung, Eignung, Zusammensetzung.

Das Bestreben, an Stelle der gelben Goldlegierungen, die lange Zeit eine gewisse Monopolstellung innehatten, andere Werkstoffe in der Zahnheilkunde zu verwenden, ist nicht erst seit heute und gestern vorhanden. Abgesehen von Stoffen auf nichtmetallischer Grundlage, kommen seit einigen Jahren Metallgemische zur Verwendung, die teils Edelmetall-, teils Nichtedelmetallegierungen sind. Die Gründe, die diese Umstellung hervorgerufen haben, sind keineswegs darin allein zu suchen, daß zur Zeit bei uns Gold schwierig zu beschaffen ist, denn bereits zu einer Zeit, in der dieses Edelmetall hinreichend zur Verfügung stand, bestand schon das Verlangen nicht nur nach Edelmetallegierungen anderer Zusammensetzung, sondern auch nach Nichtedelmetallegierungen an Stelle der zeitweise verwendeten, nicht mundbeständigen Messing-, Bronze- und Aluminium-Legierungen. Auch spricht die Tatsache, daß sowohl die weißen Edelmetallegierungen ebenso wie die Nichtedelmetalle (V_2A-Stahl, Vitallium, Contracid) weitgehende Verwendung in solchen Ländern finden, die weder früher noch jetzt Schwierigkeiten in der Goldbeschaffung haben, gegen die Annahme, der Grund für die Wahl sei durch die notwendige Umstellung der Wirtschaft allein bedingt. Bestimmt sprechen wirtschaftliche Gründe bei der Wahl der Werkstoffe mit, aber ebensosehr auch Fragen des Geschmacks und zuletzt, wenn auch nicht am letzten, die Eigenschaften dieser neuen Legierungen, die sie für bestimmte Arbeiten ganz besonders geeignet erscheinen lassen.

Diese Richtungsänderung, d. h. der Wunsch, die beherrschende Rolle des Goldes zu erschüttern, fällt zeitlich etwa mit dem VII. internationalen Zahnärztekongreß in Philadelphia im Jahre 1926 zusammen. Damals begann erst eigentlich die größere Würdigung des Porzellans. So vielseitig und vielartig, wie man im ersten Sturm der Begeisterung glaubte, ist allerdings Porzellan doch nicht verwendbar, jedenfalls kann es nicht in dem Umfange die Metallegierung ersetzen, wie manche Porzellanschwärmer zu meinen glaubten. Um so mehr beginnt der andere, ebenfalls seit dem Kongreß in Philadelphia propagierte Werkstoff an Bedeutung zu gewinnen, nämlich eine Edelmetallegierung, die nicht mehr die auffällige gelbe Farbe des Goldes, sondern mehr die unauffällige des Silbers bzw. des Platins zeigt. Zwei Wege standen offen, um diese Legierungen herzustellen. Einmal konnten dem Gold zugesetzte, dieses Metall entfärbende Komponenten die gelbe Farbe der Goldlegierungen zu einer weißen ändern oder man ging sofort von einem weißen Metall als Basisbestandteil aus, dem man andere Metalle zulegierte, um genügende Härte und Festigkeit sowie Mundbeständigkeit zu erreichen. Beide Wege wurden von Amerika beschritten. Es entstanden die sog. Weißgolde, d. h. auf der Goldbasis aufgebaute Materialien, denen unter anderen als entfärbende Substanzen Nickel und Palladium zugesetzt wurden. Namentlich die stark entfärbende Wirkung des Nickels brachte die Goldfarbe leicht zum Verschwinden, jedoch hatte der Nickelzusatz den großen Nachteil, diese Legierungen schwer verarbeitbar zu machen. Sie waren spröde und ließen sich auch nur schwer löten, zudem ließ auch die Gießfähigkeit zu wünschen übrig.

Es war demnach naheliegend, daß man auf Silber-Palladium-Legierungen kam, in denen Silber den Hauptbestandteil ausmachte. Silber ist im Munde praktisch unlöslich und deshalb auch unschädlich. Seine geringe Härte und namentlich seine große Affinität zum Schwefel gestatten eine Verwendung als reines Metall nicht, jedoch erschien es als Grundbestandteil einer Legierung brauchbar. Die beiden einzigen Edelmetalle, die mit Silber in jedem Verhältnis feste Lösungen bilden, ein sehr wichtiger Umstand, auf den später noch zurückzukommen sein wird, sind Gold und Palladium. In Erkenntnis dieser Tatsache sind gerade in USA., einem Lande, das seines natürlichen Reichtums wegen doch wahrlich nicht an einen „Ersatz“ für Gold zu denken braucht, die ersten Versuche mit den Silber-Palladium-Legierungen gemacht worden. Man verwandte in den Vereinigten Staaten für zahnärztliche Zwecke Legierungen mit 40% Pd und 60% Ag. Aber es handelte sich dabei um eine einzige Legierung, die wegen ihres hohen Schmelzpunktes nicht für Gußzwecke in Frage kam und wegen ihrer geringen Festigkeit auch nicht für Bügel, Klammern und Stifte zu verarbeiten war. Gegen die in ihren mechanischen Eigenschaften und im Schmelzpunkt gut abgestuften Goldlegierungen konnte sich diese Legierung aber zunächst nicht durchsetzen, und so blieb es in Amerika in der Praxis bei den Goldlegierungen.

Anders verlief die Entwicklung in Deutschland. Auch hier werden nicht erst seit kurzer Zeit, sondern schon vor längeren Jahren Versuche mit diesen Legierungen angestellt. Mehrere Scheide- und Legieranstalten griffen das Problem der Silber-Palladium-Legierungen auf, unter denen die Platinschmelze Heraeus, Hanau a. M., an erster Stelle steht. Die intensive Weiterarbeit an diesem Problem hat den Erfolg gezeitigt, daß wir jetzt die „weißen Edelmetallegierungen" nicht notgedrungen verwenden müssen, sondern mit gutem Gewissen erfolgreich verwenden können und dürfen. Andere Scheide- und Legieranstalten brachten ebenfalls unter teils hinweisenden, teils besonders gewählten Bezeichnungen diese Legierungen auf den Markt. Intensive metallographische Arbeit und reiche praktische Erfahrung setzen uns heute in den Stand, statt der gelben Goldlegierungen diese weißen Edelmetallegierungen in fast 100% aller Fälle, in denen wir früher Gold verwandten, zu gebrauchen. Wir betrachten die Silber-Palladium-Gold-Legierungen nicht etwa als einen Ersatz für Gold, sondern als eine neue Edelmetallegierungsklasse, mit demselben Indikationsgebiet wie das der früher gebräuchlichsten Goldlegierungen.

Es erscheint noch notwendig, einige Worte über den Goldzusatz in den Silber-Palladium-Legierungen zu sprechen. Die amerikanischen Legierungen hatten bekanntlich keinen Goldzusatz, und diese Tatsache war mit ein Grund für die nur einseitige Verwendungsmöglichkeit. Auch wir haben zur Zeit noch Silber-Palladium-Legierungen ohne Goldzusatz, und deshalb ist die Frage berechtigt: Ist der Goldzusatz zu den Ag-Pd-Legierungen unter allen Umständen notwendig bzw. welchen Einfluß hat er auf die Eigenschaften der Legierung?

Vorhin wurde schon erwähnt, daß einer der Gründe, der gegen die Verwendung des Feinsilbers im Munde spricht, dessen geringe Anlaufbeständigkeit ist. Darum muß es mit solchen Metallen legiert werden, die die Anlaufbeständigkeit sichern. An sich würden 25—30% Pd, dem Ag hinzulegiert, die Verfärbungsgefahr beseitigen, oder sie wäre doch jedenfalls nicht größer als jene 18—20karätiger Goldlegierungen, die unter den gleichen Bedingungen sich im Munde befinden. Eine Legierung, die aber nur aus Ag und Pd besteht, hat für unsere Zwecke nicht die Eigenschaften, die wir zur Verarbeitung benötigen — also z. B. genügende Schmelzpunkterniedrigung zum Gießen —, und weiter hat sie auch nicht die Qualität, die wir zum Kaltformen und vom fertigen Werkstück verlangen, also z. B. genügende Dehnung oder genügende Federung und Federkraft usw. Also muß die Legierung noch andere Komponenten außer Ag und Pd enthalten, und darum werden noch weitere Bestandteile zugesetzt.

Während aber durch diese Zusätze allein sowohl der Schmelzpunkt wie Härte und Vergütbarkeit nur in verhältnismäßig engen Grenzen verändert werden können, ist bei gleichzeitiger Anwesenheit von Gold ein größerer Anteil unedler Metalle auf Kosten des Silbers möglich, so daß dadurch auch die eben genannten Eigenschaften weitgehender in günstigem Sinne beeinflußt werden können. Der Goldzusatz erfolgt also nicht nur, um die

Anlaufbeständigkeit zu sichern, denn an sich schützt 10% Pd vor dem Anlaufen genau soviel wie 15—20% Au. Daraus geht hervor, daß der Goldgehalt in den Ag-Pd-Legierungen zur Erzielung gewisser Eigenschaften notwendig ist.

In Erkenntnis dieser Tatsache hat man nun die Höhe des Goldanteiles verschieden gewählt. 2—10—25% Gold wurden zugesetzt. Es hat sich aber herausgestellt, daß mit der steigenden Goldmenge nicht auch notwendig eine Steigerung der Qualität verbunden ist. Mehr als 5% Au zuzusetzen ist unnötig.

Wirtschaftlich gesehen sind die Ag-Pd-Au-Legierungen den gebräuchlichsten Au-Ag-Cu-Legierungen überlegen. Da ihr spez. Gewicht zwischen 10,5—12,0 liegt, sind sie um etwa 30—35% leichter als Goldlegierungen, oder anders ausgedrückt besagt das, daß an Stelle von 10 g einer Goldlegierung nur 7—6,5 g der neuen Legierung nötig sind. Der Preis dieser Legierungen beträgt im Durchschnitt 60% einer der gebräuchlichsten Goldlegierungen. In Anbetracht dessen, daß die gleiche Arbeit aus einer Goldlegierung 30—35% gewichtsmäßig mehr Material bei einem um 40% höheren Anschaffungswert erfordert gegenüber dieser Arbeit, wenn sie aus Ag-Pd-Au-Legierung hergestellt wird, ergibt sich eine Verbilligung des Materialwertes um 60%, also mehr als die Hälfte zugunsten der weißen goldhaltigen Edelmetallegierung.

2. Eigenschaften.

Bei der Wahl der Metalle und Legierungen, die wir für zahnärztliche Zwecke im Mund der Patienten verwenden, sind wir je nach dem Verwendungszweck an die Eigenschaften der Werkstoffe gebunden. Einmal bestimmen die mechanischen Eigenschaften die Auswahl unserer Werkstoffe, nicht minder wichtig ist jedoch die Forderung ihrer chemischen Unangreifbarkeit und ihrer Anlaufbeständigkeit. Die chemische Unangreifbarkeit, also die Festigkeit gegen Säuren, Alkalien und gegen alle die im Mund sich abspielenden Vorgänge, die wir unter den Begriff Korrosion oder Zernagung zusammenfassen, und weiter die Anlaufbeständigkeit, also das Ausbleiben von Verfärbungserscheinungen, bezeichnen wir mit dem Ausdruck Mundbeständigkeit. Alle nicht mundbeständigen metallischen Werkstoffe, also alle solche, die nicht für lange Zeit hinaus unveränderlich den verschiedensten Einflüssen im Mund gegenüber bleiben, sind weder für die Zahnerhaltung (Füllungen) noch für Zahnersatz (Prothesen irgendwelcher Art) brauchbar. Günstige mechanische Eigenschaften und Mundbeständigkeit bestimmen demnach in gleicher Weise die Auswahl des

Materials. Es bleibt festzustellen, ob die Ag-Pd-Au-Legierungen den gebräuchlichsten Goldgemischen in irgendeiner Weise nachstehen:

Grenzwerte der mechanischen Eigenschaften üblicher Goldlegierungen und Werte für Alba.

Verwendungszweck	Bezeichnung	Brinellhärte kg/mm²		Festigkeit kg/mm²		Dehnung %	
		weich	vergütet	weich	vergütet	weich	vergütet
Kronenringe	Grenzwert Alba K	40—90 60	nicht vergütbar	22—38 30,5	nicht vergütbar	mind.30 41,5	nicht vergütbar
Gußlegierung Kronendeckel Brückenglieder Halbkronen Platten	Grenzwert Alba G	90—150 130	120—230 205	38—53 42,6	40—80 64,5	für Guß-Stücke nicht oder kaum erforderlich	
Prägelegierung	Grenzwert Alba P	115—160 120	200—260 200	53—73 51,2	70—95 61	mind.25 28	mind. 5 16
Orthodontische Bogen usw. Klammer-Legierungen	Grenzwert Alba O	145—170 165	200—260 240	53—73 71,4	80—105 94	mind.25 32	mind. 5 24

Gerade die Möglichkeit der Vergütbarkeit dieser neuen Legierungsklasse sichert ihr das ausgedehnte Verwendungsgebiet. Die Beeinflussung dieser Werkstoffe durch geeignete Wärmebehandlung dahingehend, dasselbe Material einmal leicht zu verformen und doch wieder im fertigen Zustand hart und federnd zu erhalten, hat überhaupt erst die Ag-Pd-Au-Legierung zu dem vielseitigen Verwendungszweck geeignet gemacht. Besonders sei darauf hingewiesen, daß die Härteunterschiede einer Ag-Pd-Au-Legierung zwischen dem weichen und vergüteten Zustand größer sind, als das bei den Goldlegierungen der Fall ist. Das bedeutet leichtere Verformbarkeit des weichen Materials und größere Härte des verformten Werkstückes.

Die Dehnungsfähigkeit ist bei den neuen Werkstoffen annähernd die gleiche wie bei den Kronengolden. Bei manchen Legierungsarten ist aber die Dehnung im weichen Zustand etwas geringer als bei den entsprechenden Goldlegierungen. Allerdings geht die Dehnung bei der Vergütung weniger stark zurück als bei den Goldlegierungen. Ebenso wie die Dehnung ist auch die Zähigkeit der neuen Legierungen geringer als diejenige der Goldlegierungen, jedoch hat die Erfahrung gelehrt, daß sie, richtige Verarbeitung vorausgesetzt, und beim Unterlassen solcher Konstruktionen, die man auch mit Goldlegierungen nicht herstellen würde, völlig ausreichend ist.

Die Schmelzpunkte der Ag-Pd-Au-Legierungen liegen bei den für Gußzwecke verwandten Materialien um etwa 1000° C herum, (AlbaG 1030° C) also im allgemeinen höher als diejenigen der Goldlegierungen. Die Legierungen, die für Kronen, Platten, Klammern usw. verwandt werden, haben Schmelzpunkte zwischen 1000—1250° C, ein Vorteil gegenüber den Goldlegierungen, weil dadurch eine Zerstörung des Werkstückes beim Löten weniger zu befürchten ist. Ein weiterer Vorteil dieses hohen Schmelzpunktes ist der, daß das Angießen erleichtert ist, auch ist die Verbindung zwischen Anguß und Blech durchweg inniger, weil die Oxydation des eingeschlossenen Bleches weniger stark ist als bei den nicht platinhaltigen Goldlegierungen.

Es wäre noch ausführlicher auf die Mundbeständigkeit der Ag-Pd-Au-Legierungen einzugehen, deshalb, weil die Mundbeständigkeit der Legierungen nicht nur wichtig für die Erhaltung einer metallisch glänzenden Oberfläche also für das Aussehen, ist, sondern vor allem deshalb, weil Auflösungen der Legierungen und Abspaltungen von Legierungskomponenten zur Einverleibung von Metallpartikeln in den Organismus und damit zu chronischen Metallvergiftungen führen können.

Verfärbungen der Ag-Pd-Au-Legierungen sind nicht mehr und nicht weniger zu befürchten als bei den über 75% Gold enthaltenden Goldlegierungen unter der Voraussetzung, daß sie sachgemäß verarbeitet wurden und daß die Mundpflege des Trägers einer Prothese usw. aus den neuen Legierungen einwandfrei ist. Bei sehr ungünstigen Mundverhältnissen verfärbt sich bekanntlich sogar Feingold, deshalb gibt es überhaupt keine absoluten, sondern nur relative Sicherheiten gegen das Anlaufen bzw. das Verfärben der Metalle im Munde. Namentlich hat der Patient darauf zu achten, daß keine Nahrungsrückstände zwischen den Zähnen usw. zurückbleiben; besonders die Schwefel abspaltenden Zersetzungsprodukte eiweißhaltiger Nahrungsmittel sind geeignet, die Verfärbung der Legierungen, und zwar aller Legierungen, zu begünstigen. Besonders gefährdet erscheinen — und das trifft auch wieder für die Goldlegierungen im gleichen Maß wie für die Ag-Pd-Au-Legierungen zu — gegossene Objekte zur Verfärbung zu neigen, wenn der Guß überhitzt wurde, denn das großkristalline, mit Mikrolunkern durchsetzte Gefüge, das beim Überhitzen eines Gusses entsteht, ist mit einer der Gründe für das Anlaufen. Unsachgemäße Verarbeitung ist also dann die Ursache und nicht die Legierung an sich. Unsachgemäß bearbeitet ist auch jedes nicht auf Hochglanz polierte Werkstück. Eine gute Politur ist nicht nur eine Sache des schönen Aussehens, sondern unter anderem der beste Schutz gegen Verfärbungen, denn Polieren bedeutet Materialveredlung, also Steigerung der Haltbarkeit.

Neuerdings schenkt man mit Recht den chronischen Metallvergiftungen erhöhte Aufmerksamkeit. Namentlich wurde in Amerika an einer Reihe von Feststellungen und subtilen Versuchen der Quecksilbergehalt des Kautschuks zum Gegenstand allgemeiner Befürchtungen, denn man glaubte, daß Zinnober (HgS) die Ursache für manche bei den Trägern von Kautschukprothesen beobachteten Reiz- und Krankheitserscheinungen sei. Deshalb ist die Frage, ob die Ag-Pd-Au-Legierungen gesundheitsschädliche Wirkungen haben können, unbedingt zu stellen und zu beantworten.

Bekanntlich sind alle Metalle Zellgifte, für den Grad ihrer Giftigkeit sind aber ausschlaggebend einmal die Art und Menge ihrer Einverleibung in den Organismus und weiter die Möglichkeit ihrer Ausscheidung. Vor einigen Jahren hat man bekanntlich gegen die Amalgamfüllungen Sturm gelaufen und geglaubt, sie vollständig ausmerzen zu müssen, weil man annahm, daß die zwar geringen, aber ständigen Hg-Abgaben zu schweren Gesundheitsstörungen führten. Damals wurde sicher über das Ziel hinausgeschossen, denn die Abgaben von Hg sind bei einer guten Amalgamfüllung so außerordentlich gering, daß ernsthafte Schädigungen dadurch kaum möglich sind. Betrachten wir jetzt einmal, wie es sich bezüglich der Aufnahmemöglichkeit von Teilchen der Ag-Pd-Au-Legierungen in den Organismus verhält.

Die Möglichkeit der Aufnahme von Bestandteilen einer im Mund befindlichen Legierung kann auf zweierlei Art geschehen. Entweder es erfolgt ein mechanisches durch den Kauakt bedingtes Abscheuern kleinster Teilchen oder es werden durch elektrolytische Vorgänge, die wir als Korrosion bezeichnen, Komponenten gelöst und gelangen so in den Organismus. Was die erste Wahrscheinlichkeit oder Unwahrscheinlichkeit anbelangt, so geben uns darüber die Untersuchungen der mechanischen Eigenschaften Aufschluß, namentlich die Untersuchungen über die Härte, denn diese ist ja bestimmend für einen evtl. Verlust infolge Abnützung durch Abscheuern. Vergleicht man die Härte der verschiedenen Legierungen — deshalb gab ich vorhin einige Zahlenangaben —, so findet man, daß die auf der Basis Ag-Pd-Au aufgebauten Legierungen den üblichen Goldlegierungen mindestens gleichwertig bezüglich ihrer Härte sind; oft sind sie — wie z. B. bei Alba — diesen sogar überlegen. Mechanisch betrachtet sind sie den für entsprechende Arbeiten gebrauchten Goldlegierungen mindestens gleich zu achten, und deshalb sind sie auch ebensowenig gesundheitsschädlich wie Goldlegierungen; denn da sie nicht mehr oder weniger abgenützt werden als diese, sind auch Schädigungen durch Ag-Pd-Au-Legierungen nicht zu erwarten. Die Erfahrung hat gelehrt, daß Goldlegierungen zu Gesundheitsstörungen keinen Anlaß geben.

Als zweite Möglichkeit der Aufnahme von Metallen in den Blutkreislauf hatte ich die durch den Zerfall und die Zerstörung der Legierungen infolge Korrosion angegeben.

Die chemische Widerstandsfähigkeit der Legierungen hängt im wesentlichen mit ihrem inneren Aufbau zusammen. Nur diejenigen Goldlegierungen sind korrosionsfest, die nach ihrem Mischungsverhältnis in das Gebiet der resistenten goldhaltigen Werkstoffe gehören und die hinsichtlich ihrer Struktur im wesentlichen homogene Mischkristalle aufweisen. Hauptsächlich sind das die 18 Karat Gold und darüber enthaltenden Goldlegierungen; erstere aber auch nur dann, wenn sie verhältnismäßig wenig kupferlegiert sind. Für unter 18 Karat liegende Goldlegierungen muß die Korrosionsfestigkeit bezweifelt werden. Intermetallische Verbindungen in Form von Fremdkörpern, also submikroskopische Einlagerungen im Mischkristall, wie sie beim Vergüten entstehen, beeinträchtigen die Korrosionsbeständigkeit nicht, dagegen sind Schichtkristalle, d. h. inhomogenes Gefüge, auch in einer an sich korrosionssicheren Legierung angreifbar. Danach ist also nicht zu befürchten, daß Goldlegierungen gesundheitsschädlich sind, wenn die Voraussetzungen und Bedingungen für die Widerstandsfähigkeit gegeben sind.

Die Ag-Pd-Au-Legierungen vermögen eine lückenlose Reihe von Mischkristallen zu bilden, sie sind also infolge ihrer Struktur, ebenso wie die Goldlegierungen, unbedenklich. Diese chemische Widerstandsfähigkeit ist aber auch von der Art der zur Legierung zusammentretenden Metalle abhängig. Wenn man bedenkt, daß die wesentlichsten Komponenten Ag und Pd in der Spannungsreihe fast unmittelbar nebeneinander liegen, jedenfalls keine größere Potentialdifferenz aufweisen wie Ag und Au oder Au und Pt, so kann man daraus schon schließen, daß sie ebenso korrosionsbeständig sind. Da die Erfahrungen der Praxis diese theoretischen Überlegungen und die Laboratoriumsversuche bestätigen, dürfen die neuen Legierungen mit demselben Recht im Munde verwandt werden wie Goldlegierungen, mit größerem Recht aber noch als stark kupferhaltige 18karätige oder gar noch niedrigere Goldlegierungen.

Potentialprüfungen zwischen Au-Ag-Cu- und Ag-Pd-Au-Legierungen haben ergeben, daß beide Legierungen in demselben Munde verarbeitet werden können. Da die Erfahrungen der Praxis diese Untersuchungen bestätigen, so ergibt sich, daß beide Legierungen, sei es in unmittelbarer Verbindung miteinander, sei es an verschiedenen Stellen des Mundes, verwandt werden können. Allerdings muß auch wieder die Einschränkung gemacht werden, daß die Goldlegierungen nicht stark kupferhaltig sind.

3. Besonderheiten der Ag-Pd-Au-Legierungen.

Wenn auch die mechanischen Eigenschaften dieser Legierungen völlig innerhalb der Grenze entsprechender Goldlegierungen liegen und wenn auch die in jedem Privatlaboratorium für die Verarbeitung von Goldlegierungen vorhandenen Apparate und Werkzeuge völlig ausreichen, wenn weiter die Verarbeitungsvorschriften im großen und ganzen dieselben wie für Goldlegierungen sind, so erfordert der neue Werkstoff doch einige besondere Vorsichtsmaßregeln. Man kann nicht ohne weiteres die für Goldlegierungen gewohnten Verfahren und Handgriffe für die Bearbeitung der Ag-Pd-Au-Legierungen einfach bis ins einzelne gehend übertragen, man muß vielmehr sinngemäß verfahren; die Verwandtschaft dieser Legierungen mit den gebräuchlichsten Goldlegierungen ist zwar groß, größer als die mit irgendeinem anderen in der zahnärztlichen Technik verarbeiteten metallischen Werkstoff, jedoch hat die neue Legierungsklasse einige Eigenheiten und Eigenarten, denen Rechnung getragen werden muß. Wenn man vielfach die Verarbeitung der Ag-Pd-Au-Legierungen für schwieriger hält als die der Au-Ag-Cu-Legierungen, so ist das nur bedingt richtig, und zwar insofern, weil jede Umstellung, und sei sie noch so geringfügig, eine gewisse Schwierigkeit in sich birgt. Allerdings ist eine sorgfältige Beachtung der Verarbeitungsvorschriften am Platze, weil sich Verarbeitungsfehler bei den neuen Legierungen ungünstiger auswirken können als solche, die man bei den Goldlegierungen macht.

Im folgenden mögen einige Besonderheiten dieser Legierungen geschildert werden, im übrigen muß auf die eingehenden Behandlungsvorschriften der Herstellerfirmen (s. Alba-Kundendienst und Prospekte der Platinschmelze W. C. Heraeus) verwiesen werden.

Bekannt ist die Empfindlichkeit des Silbers und Palladiums gegen konzentrierte Säuren. Selbstverständlich schließt diese Empfindlichkeit die Mundbeständigkeit der Ag-Pd-Au-Legierungen nicht aus; denn im Munde kommen ja konzentrierte Säuren nicht vor, wohl aber benützen wir sie zum Absäuern oder Beizen. Es hat sich herausgestellt, daß Salpetersäure dazu nicht geeignet ist, weil sie alle derartigen Legierungen stark angreift. Auch Salzsäure ist nicht zweckmäßig zum Absäuern; sie greift zwar die Legierungen nicht sichtbar an, aber sie kann trotzdem unter bestimmten Umständen, nämlich dann, wenn die Legierungen hart oder halbhart sind, vom Walzen, Ziehen, Biegen usw. also Spannungen enthalten, eine Zerstörung durch Rißbildung herbeiführen. Man spricht dann von Spannungskorrosionen. Vorheriges Ausglühen beseitigt diese Gefahr. Aber wegen der Möglichkeit, daß doch einmal eine Legierung mit Spannungen in die Salzsäure kommt, wird von Salzsäureverwendung abgeraten. 10proz. Schwefelsäure wird allgemein als das beste Mittel zum Absäuern empfohlen. Man verwende aber keine alten, oft gebrauchte Lösungen, weil diese durch die Verdampfung konzentrierter geworden sind.

Das Gießen dieser Legierungen macht deshalb, weil ihre Schmelzpunkte um 100—200° C höher liegen als die der üblichen Goldlegierungen, überall da Schwierigkeiten, wo der Heizwert des Gases zu gering ist. Normalerweise rechnet man als Mindestwert 3800 Wärmeeinheiten für den Kubikmeter Gas. Aber auch die Lötpistole ist zu prüfen, ob in dem Ansatzrohr ein richtiges Gas-Luft-Gemisch entsteht, sonst ergeben sich ebenfalls Schwierigkeiten bei an sich genügend großem Heizwert des Gases. Die Gußmulde gestalte man nicht zu tief, damit die Flamme eine gute Angriffsfläche auf dem Metall findet. Überhitzen bedingt porigen und nicht gut polierfähigen Guß. Hochglanzpolitur ist wegen der sonst vorhandenen Gefahr des Verfärbens ganz besonders wichtig. Man vermeide lange und dünne Einflußkanäle, denn wegen der hohen Schmelzpunkte erstarrt sonst das Material auf dem Weg in die Form. Die Legierungen, die vergossen werden sollen, sind vorteilhafterweise schon vor dem Einbringen in die Gußmuffel in eine heiße Borax-Borsäure-Lösung zu tauchen, um sie vor Oxydation zu schützen und um die Dünnflüssigkeit zu wahren. Besonders sei hier auf das Flußmittel Alba-Desoxydal hingewiesen. Die Tatsache der relativ hohen Schmelzpunkte der gießfähigen Legierungen, die „Schwerflüssigkeit", verleitet nicht selten dazu, das Gußgut erheblich zu erhitzen, weil man annimmt, dadurch ein besseres Ausfließen der Form zu erreichen. Grobkörniges, mit zahlreichen Poren durchsetztes Gefüge mit allen Nachteilen dieser Struktur würde die Folge sein. Dringend zu warnen ist vor dem Vergießen von Gußmaterial und Resten von Blech und Draht, die nur für Kaltbearbeitung bestimmt sind.

Zum Schlusse mögen noch einige Worte über das Angießen gesagt sein und einige dabei zu beachtende Vorsichtsmaßregeln gegeben werden. Das Angießen macht an sich keine Schwierigkeiten; die Verbindung des Angusses mit kalkbearbeitetem Material ist ebenso innig und fest wie bei den platinhaltigen Goldlegierungen. Die Schmelzschweißung erübrigt demnach in den meisten Fällen ein Nachlöten.

Es kann jedoch vorkommen, daß Kronenringe, die vorher geschmeidig waren, nach Anguß einer Kaufläche entweder so spröde werden, daß sie beim Einsetzen der Krone reißen, oder daß sie schon vor dem Einsetzen während des Nachlötens an den Stellen und in dem Ausmaß brechen, wo die Pinzette ansetzte. Beides — die Kaltsprödigkeit und die Warmbrüchigkeit — ist selbstverschuldet und gewöhnlich eine Folge zu langer oder bei zu hoher Temperatur erfolgter Erhitzung der Gußmuffel. Bei einigen Einbettmassen zersetzt sich schon über 600°, bei anderen erst über 800° C der in ihnen enthaltene Gips, und die Verbindung dieser schwefelhaltigen Zerfallsprodukte des Gipses mit dem eingeschlossenen Metall ist die Ursache der Sprödigkeit und der Warmbrüchigkeit. Im Inneren der Form zurückgebliebene verkohlte Wachsreste begünstigen darüber hinaus noch die Entstehung dieser Zerfallsprodukte. Die Sprödigkeit ist auf eine Einwirkung von außen zurückzuführen, die obersten Schichten lösen sich vollständig aus dem Verband. Ist nun das Blech des Kronenringes sehr schwach oder geht die Einwirkung tiefer, so reißt es beim Einsetzen der Krone.

Groß ist die Gefahr allerdings nicht. Man muß schon sehr unvorsichtig sein, d. h. sehr lange und hoch die Gußmuffel erhitzen, bis ein Warmbruch entsteht. Da aber vielfach geglaubt wird, daß langes und sehr hohes Erhitzen das Gießen erleichtere, muß, um diesen möglichen Fehlern vorzubeugen, darauf hingewiesen werden.

4. Lote.

Die bisherigen Arbeiten und stetigen Verbesserungen der weißen Edelmetallegierungen bedeuten bestimmt noch keinen Abschluß, doch sind in den letzten Jahren derartig befriedigende Ergebnisse mit diesen Legierungen erzielt worden, daß ein Werturteil über sie nur günstig lauten kann. Nicht ganz so zufriedenstellend ist das bisherige Ergebnis mit den Loten. Trotzdem auch hier wesentliche Fortschritte gegenüber den anfangs gelieferten Loten zu verzeichnen sind, ist deren Verarbeitung immer noch schwieriger als das Arbeiten mit Goldloten. Bekanntlich machten ja auch die Weißgoldlote Schwierigkeiten, und ähnlichem begegnen wir jetzt wieder mit den Ag-Pd-Au-Loten. Ich muß auch hier wieder auf die genaueste Beachtung der Verarbeitungsvorschriften hinweisen; ausführliche Anweisungen an dieser Stelle zu geben, könnte nur eine Wiederholung dieser Vorschriften sein. Die Festigkeit der Lotnaht ist größer, wenn das Werkstück langsam erkaltet, als wenn es schnell abkühlt oder gar abgeschreckt wird. Im letzten Fall ist die Verzahnung des Lotes mit dem Werkstück geringer, auch können dabei auftretende Lunker die Haltbarkeit beeinträchtigen.

Es ist nicht zu befürchten, daß die Ag-Pd-Au-Lote korrodieren, denn Potentialmessungen zwischen Lot und Werkstück aus einer weißen Edelmetallegierung haben ergeben, daß die auftretenden Spannungsunterschiede praktisch bedeutungslos sind (nach Schoenbeck). Wegen der Eigenschaft dieser Lote, leichter zur Inhomogenität (Schichtkristallbildung) zu neigen als die Goldlote, muß man ganz besonders vorsichtig sein; denn die Schichtkristallbildung der neuen Lote ist im Gegensatz zu der bei den Goldloten auftretenden Inhomogenität kaum durch nachträgliche Wärmebehandlung zu beseitigen. Sehr wichtig ist Hochglanzpolitur des Werkstückes und der Lotnähte, denn man muß bedenken, daß die

Auflagerung eines feinen Films von Nahrungs- und Genußmittelrückständen auf einer hochglanzpolierten Fläche sehr viel weniger zu befürchten ist als auf einer verkratzten oder gar mit Poren durchsetzten Stelle. Zudem sind diese Auflagerungen, bedingt durch die Farbe der Legierungen, auffälliger als bei den gelben Goldlegierungen, bei denen sie auch vorhanden sein können. Außer auf Hochglanzpolitur muß bei Verwendung dieser Lote deshalb ganz besonderer Nachdruck auf die Forderung des guten Verpassens einer schmalen Lötfuge gelegt werden. Jeder Lötüberschuß muß von der benachbarten Fläche sauber abgeschliffen werden, und wo es angängig ist, sollen die Lotnähte an nicht sichtbaren Stellen liegen. Wegen der Gefahr des Verfärbens der Lote in besonders ungünstig gelagerten Fällen — als solche rechne ich auch mangelhafte Zahn- und Mundpflege — muß auch das „Ausschwemmen" mit Lot, d. h. millimeterdickes Auftragen von Lot, vermieden werden. Es gibt genug Verfahren, dieses Ausschwemmen durch andere Arbeitsweisen zu ersetzen. Daß aus Furcht vor dem „schweren" Fluß der Ag-Pd-Au-Lote Silberlote zum Löten der weißen Edelmetalllegierungen nicht in Frage kommen, versteht sich von selbst, wohl aber kann und darf man in besonderen Fällen hochkarätige Goldlote verwenden.

Ich bin davon überzeugt, daß sich diese neue Legierungsklasse immer mehr durchsetzen und Anhänger finden wird. Gewiß sind anfangs einige Schwierigkeiten zu überwinden, die nicht zuletzt in dem Vorurteil bei Arzt und Patient liegen, es handle sich um einen „Ersatz" für Gold. Es ist ja auch zu verstehen, daß ohne Kenntnis der Eigenschaften dieses neuen Werkstoffes die schlechten Erfahrungen mit früheren Ersatzstoffen zu Zweifel und Vorsicht veranlassen, aber wenn uns volkswirtschaftliche Erwägungen zu einer möglichsten Einschränkung des Goldverbrauchs zwingen, ist es Pflicht, etwa noch vorhandene Hemmungen zu überwinden und sich eingehend mit diesen neuen Werkstoffen vertraut zu machen, sowohl was ihre Zusammensetzung als auch ihre Eigenschaften und Eigenarten anbetrifft. Daß sie tatsächlich unbedenklich benutzt werden können, dafür spricht unter anderem die Verfügung, daß bei der Luftwaffe und einigen Armeekorps zur Versorgung der Heeresangehörigen keinesfalls Gold mehr zur Verwendung kommen darf. Diese Verfügung wäre sicher nicht getroffen worden, wenn nicht für Gold ein anderer Werkstoff — in diesem Falle die weißen Edelmetallegierungen — vorhanden wäre. Ganz bestimmt sind, wie eingangs schon bemerkt, auch andere Legierungen, die auf Nichtedelmetallgrundlage aufgebaut sind, verwendbar. Die Entscheidung darüber ist von Fall zu Fall entsprechend der Indikation zu fällen; hierüber zu schreiben, fällt an dieser Stelle nicht unter meine Aufgabe.

München, Zahnärztliche Klinik der Universität.

Über das elektrochemische Verhalten der Alba-Legierungen.

Von Prof. Dr. G. Grube und Dipl.-Ing. H. Nann, Stuttgart.

Die Notwendigkeit, nach Möglichkeit an devisenbelasteten Werkstoffen zu sparen, war die Veranlassung, daß in der Zahntechnik die Verwendung hochkarätiger Goldlegierungen eingeschränkt und an ihrer Stelle andere Legierungen verwendet werden mußten. Diese Legierungen mußten mannigfachen Anforderungen entsprechen. Sie sollten vollkommen mundbeständig sein und auch bei langjährigem Gebrauch keine Verfärbung zeigen, sie sollten bei der zahntechnischen Verarbeitung, also z. B. beim Schmelzen, Vergießen und Verformen, keine Schwierigkeiten machen, und schließlich sollten sie auch für bestimmte Zwecke vergütbar sein, d. h. aus dem weichen, leicht bearbeitbaren Zustand durch eine einfache Wärmebehandlung in einen solchen hoher Härte und Federkraft überführbar sein.

Die Alba-Legierungen, die von der Firma Heraeus auf Grund langjähriger Entwicklungsarbeiten für diesen Zweck in die Praxis eingeführt wurden, sind goldhaltige Palladium-Silber-Legierungen, denen man, je nach dem Verwendungszweck, noch kleine Mengen anderer Metalle zusetzen kann, wenn es sich z. B. darum handelt, vergütbare Werkstücke herzustellen. Diese Legierungen haben sich in der Zahntechnik gut bewährt, sie verhalten sich im Munde ebenso edel wie hochkarätige Goldlegierungen, obwohl sie teilweise mehr als 60% Silber enthalten.

Es erschien wünschenswert, diese neue Gruppe der goldhaltigen Palladium-Silber-Legierungen, nachdem sie sich in der Praxis bewährt hatten, auf ihr chemisches Verhalten zu prüfen, um festzustellen, inwieweit sie auch von diesem Standpunkt aus den hochkarätigen Goldlegierungen gleichwertig sind. Zu diesem Zweck wurden die nachfolgenden Untersuchungen ausgeführt.

Aufschluß über das chemische Verhalten eines Metalles gibt seine Stellung in der elektrochemischen Spannungsreihe. Taucht man ein Metall in die Lösung eines seiner Salze, so bildet sich an der Grenzfläche Metall-Lösung eine Spannungsdifferenz aus, die man als das Potential des Metalles gegen seine Lösung bezeichnet. Edle Metalle sind dabei gegen die Lösung positiv geladen, sie zeigen ein positives Potential, während unedle Metalle sich negativ laden. Ordnet man, ausgehend von den positiven Werten, die

Metalle nach ihren Potentialen an, so erhält man die elektrochemische Spannungsreihe. In dieser stehen an der Spitze die edelsten Metalle, also Gold und die Platinmetalle, während wir am Ende die unedlen Metalle finden, zu denen von den Gebrauchsmetallen das Zink und das Aluminium gehören.

Befindet sich eine Palladium-Silber-Gold-Legierung im Munde, so erscheint es ausgeschlossen, daß sie sich in dem schwach alkalischen Speichel auflöst, so daß sich in dem Speichel Spuren von Salzen von Palladium, Silber oder Gold finden würden. Der Angriff könnte nur in der Weise erfolgen, daß der Sauerstoff der Atemluft eine Oxydation der Metalloberfläche bewirkte und das im Speichel nicht lösliche Oxyd die Oberfläche in dünner Anlaufschicht bedeckte. In ähnlicher Weise könnte ein geringer Schwefelwasserstoffgehalt der Atemluft wirken. Will man also ein Maß für die chemische Beständigkeit einer Zahnlegierung gegenüber dem Speichel und der Atemluft finden, so besteht eine Möglichkeit darin, daß man ihr Potential gegen von Luft durchströmten Speichel bestimmt.

Für die nachfolgenden Messungen wurde außer dem natürlichen Speichel auch 0,1proz. Milchsäure verwendet, die von anderer Seite gelegentlich für derartige Messungen benutzt wurde. In der Literatur findet man gewöhnlich die Angabe, daß der Speichel schwach alkalisch sei. Doch findet man auch Angaben in den Grenzen zwischen $p_H = 5{,}25$ bis $p_H = 7{,}86$[1]. Dabei werden die kleineren p_H-Werte in saurem Gebiet wohl vorwiegend durch den Kohlensäuregehalt des Speichels veranlaßt.

Um unser Versuchsmaterial zu definieren, haben wir den p_H-Wert unseres Speichels bestimmt, und zwar wurden die Proben genommen um 7 Uhr nüchtern vor der Mundreinigung, um 10 Uhr, um 12.30 Uhr, also eine halbe Stunde vor dem Mittagessen, um 14 Uhr, also eine halbe Stunde nach dem Mittagessen, um 15.30 Uhr und um 17.30 Uhr. Der p_H-Wert wurde

Tabelle 1. p_H-Wert des natürlichen Speichels bei 18—20° C.

Tageszeit der Entnahme	gemessene p_H-Werte			
	I	II	III	IV
7 Uhr 00 Min.	6,97	7,01	7,05	7,03
10 „ 00 „	7,06	7,15	6,92	7,03
12 „ 30 „	7,21	7,05	6,73	6,93
14 „ 00 „	7,37	7,19	7,17	7,18
15 „ 30 „	7,20	6,91	7,07	7,03
17 „ 30 „	6,98	7,12	6,98	7,06

[1] A. Bethe u. a., Handbuch der normalen und pathologischen Physiologie. Verlag Julius Springer, Berlin 1927, Bd. III, S. 824.

mit der Wasserstoffelektrode bestimmt, und zwar, um nach Möglichkeit den Kohlensäuregehalt des Speichels nicht zu verändern, nach dem Prinzip der „stehenden Wasserstoffblase“ von Schmitt[1]. Die Ergebnisse von 4 Meßreihen sind in Tabelle 1 zusammengestellt.

Nimmt man den p_H-Wert des reinen Wassers bei der Versuchstemperatur zu $p_H = 7{,}0$ an, so sieht man, daß die meisten Werte im schwach alkalischen Gebiet liegen. Ein Ansteigen der p_H-Werte tritt regelmäßig ein zwischen 12.30 bis 14.00 Uhr, also in der Zeit vor dem Beginn bis nach dem Mittagessen. Die extremsten Werte waren $p_H = 6{,}73$ und 7,35.

Um die Potentiale der einzelnen Legierungen gegen natürlichen Speichel und gegen 0,1proz. Milchsäure zu bestimmen, wurden rechteckige Bleche aus den Legierungen von 7 cm² einseitiger Oberfläche geschnitten und die elektromotorische Kraft der Ketten

Legierung/0,1proz. Milchsäure/ges. KCl/ges. KCl, HgCl/Hg
bzw. Legierung/Speichel/ges. KCl/ges. KCl, HgCl/Hg

bestimmt. Aus der gemessenen elektromotorischen Kraft wurde unter Zugrundelegung des Potentialwertes $\varepsilon_h = +0{,}250$ Volt für die gesättigte Kalomelelektrode das Potential der Legierungen berechnet. Um während der Messungen ähnliche Bedingungen zu schaffen, wie sie in dem von Atemluft durchströmten Munde vorliegen, wurde durch die Lösung, in der sich die Legierungen befanden, langsam Luft geleitet. Es wurden folgende Legierungen untersucht:

Alba G, Alba K, Alba O, Alba P, Alba Lot, Gold 20 Karat, Wipla-Stahl.

Die ersten 5 sind Alba-Legierungen, also auf der Basis Palladium-Silber-Gold aufgebaut. Zum Vergleich wurde der in der Zahntechnik vielfach verwendete Wipla-Stahl und 20karätiges Gold ebenfalls untersucht. Die Einstellung eines konstanten Endwertes der elektromotorischen Kraft dauerte 6—7 Stunden, sie erfolgte also sehr langsam. In Tabelle 2 sind die Meßergebnisse zusammengestellt.

Zu den Messungen ist zu bemerken, daß sie in 0,1proz. Milchsäure sehr gut reproduzierbar waren, im Speichel schwankten die Resultate stärker, was vor allem daran lag, daß der natürliche Speichel während der Messung

---

[1] E. Mislowitzer, Die Bestimmung der Wasserstoffionenkonzentration von Flüssigkeiten. Verlag Julius Springer, Berlin 1928, S. 204.

Tabelle 2. Einzelpotentiale von Zahnlegierungen gegen mit Luft gesättigten Speichel und 0,1proz. Milchsäure bei 20° C.

Legierung	Potential der Legierung ε_h in Volt	
	in Speichel luftgesättigt	in 0,1 proz. Milchsäure, luftgesättigt
Alba G	+ 0,132	+ 0,424
Alba K	+ 0,136	+ 0,525
Alba O	—	+ 0,549
Alba P	+ 0,197	+ 0,523
Alba Lot	+ 0,208	+ 0,518
Gold 20 Kar.	+ 0,055	+ 0,508
Wipla-Stahl	+ 0,017	+ 0,343

bereits anfing, sich zu zersetzen. Wir wollen deshalb die Potentiale in 0,1proz. Milchsäure in erster Linie betrachten. Eine Legierung verhält sich gegen die luftdurchströmte Lösung um so edler, je positiver ihr Potential ist. Man sieht, daß Alba K, O, P und Alba Lot sämtlich Potentiale zeigen, die etwas über +0,5 Volt liegen, also chemisch sich gegen die Lösung mindestens ebenso edel verhalten wie das 20karätige Gold, dessen Potential bei $\varepsilon_h = +0{,}508$ Volt liegt. Alba G liegt mit $\varepsilon_h = +0{,}424$ Volt zwischen dem 20karätigen Gold und dem in der Zahntechnik bewährten Wipla-Stahl.

Im Speichel sind die Potentiale um etwa 0,3 Volt unedler als in 0,1proz. Milchsäure. Das ist zu erwarten. Denn die in der Tabelle angegebenen Werte sind Sauerstoffpotentiale insofern, als sie die Oxydierbarkeit der Legierungen in den Lösungen durch den Luftsauerstoff anzeigen. Diese Potentiale ändern sich gesetzmäßig mit dem p_{H}-Wert der Lösung derart, daß sie mit sinkendem p_{H}-Wert positiver werden. Dies ist auch hier der Fall, da in der 0,1proz. Milchsäure $p_{\mathrm{H}} = 2{,}75$ ist und im Speichel etwa $p_{\mathrm{H}} = 7$.

Man kann die Ergebnisse der Tabelle 2 auch benutzen, um zu der in der zahnärztlichen Literatur viel erörterten Frage Stellung zu nehmen, ob und in welchem Umfange galvanische Ströme im Munde auftreten können, wenn gleichzeitig verschiedene Metalle als Plomben oder andere Zahnersatzteile verwendet werden. Hierzu ist zunächst zu bemerken, daß die Möglichkeit solcher galvanischer Ströme nur dann vorliegt, wenn die verschiedenen Metalle miteinander metallischen Kontakt haben. Die Verhältnisse sollen an Hand der Messungsergebnisse der Tabelle etwas näher diskutiert werden.

Denkt man sich, daß in 0,1proz. Milchsäure, die von Luft durchströmt ist, ein Blech aus Wipla-Stahl und eins aus Alba P sich in 1 cm Entfernung gegenüberstehen, so ist diese Anordnung ein galvanisches Element, dessen elektromotorische Kraft durch die Differenz der Einzelpotentiale gegeben ist. Im vorliegenden Falle wäre also:

$$\text{EMK.} = \varepsilon_h \text{ (Alba P)} - \varepsilon_h \text{ (Wipla)} = 0{,}523 - 0{,}343 = 0{,}18 \text{ Volt.}$$

Wir haben nun derartige Elemente aufgebaut, indem wir jeweils eine der in Tabelle 2 verzeichneten Legierungen mit Wipla-Stahl als der unedelsten Legierung zu einer galvanischen Zelle kombiniert haben. Die wirksame Oberfläche der Elektroden war jeweils je 7 cm², die Elektrodenentfernung betrug 1 cm. Es wurde zunächst die elektromotorische Kraft nach der Kompensationsmethode unter Verwendung des Capillarelektrometers als Nullinstrument bestimmt, darauf das Element durch ein Galvanometer von 75 Ohm Eigenwiderstand kurzgeschlossen und sofort die auftretende Stromstärke gemessen. Die Ergebnisse finden sich in Tabelle 3.

Tabelle 3. Elektromotorische Kräfte und Stromstärken bei der Entladung galvanischer Elemente aus Zahnlegierungen bei 20° C. Elektrolyt 0,1 proz. Milchsäure.

Element	EMK. gemessen Volt	EMK. berechnet Volt	Anfangsstromstärke Ampere
Alba G-Wipla	0,027	0,083	$0{,}9 \cdot 10^{-5}$
Alba K-Wipla	0,155	0,182	$3{,}5 \cdot 10^{-5}$
Alba O-Wipla	0,194	0,206	$4{,}9 \cdot 10^{-5}$
Alba P-Wipla	0,159	0,180	$2{,}8 \cdot 10^{-5}$
Alba-Lot-Wipla	0,154	0,175	$2{,}6 \cdot 10^{-5}$
Gold 20 Kar.-Wipla	0,147	0,165	$3{,}7 \cdot 10^{-5}$

Die in der 3. Spalte aufgeführten Werte der EMK. wurden aus der Differenz der Einzelpotentiale aus Tabelle 2 berechnet. Sie sind durchweg etwas höher als die gemessenen Werte der EMK. in der 2. Spalte. Das ist darauf zurückzuführen, daß die minimalen Ströme, die bei der Messung der elektromotorischen Kraft nach dem Kompensationsverfahren dem Element entnommen werden, schon genügen, um es zu polarisieren. In der letzten Spalte der Tabelle 3 sind die unmittelbar nach dem Kurzschließen der Elemente durch das Galvanometer gemessenen Stromstärken verzeichnet. Sie liegen bei 1—5 hunderttausendstel Ampere. Diese Werte werden jedoch nur im ersten Moment des Kurzschlusses gemessen, und schon nach wenigen Sekunden ist die Stromstärke praktisch auf Null gesunken. Man muß also die Elemente, wenn man ihr Verhalten bei der Stromentnahme studieren will, durch einen sehr viel größeren äußeren Widerstand entladen, als dies bei der Versuchsreihe der Tabelle 3 geschehen ist.

Es wurde eine größere Reihe solcher Entladungsversuche in 0,1 proz. Milchsäure und in natürlichem Speichel durchgeführt. Da das Bild immer dasselbe ist, sollen hier nur 2 Versuchsreihen mitgeteilt werden, die die Elemente Alba O-Speichel-Wipla und Gold 20 Kar.-Speichel-Wipla betreffen. Bei den Versuchen wurden, um den inneren Widerstand der Elemente möglichst klein zu machen, die Elektroden in 1—2 mm Entfernung einander gegenübergestellt. Die Elemente wurden über ein Millivoltmeter von 2472 Ohm Eigenwiderstand kurzgeschlossen und in bestimmten Zeit-

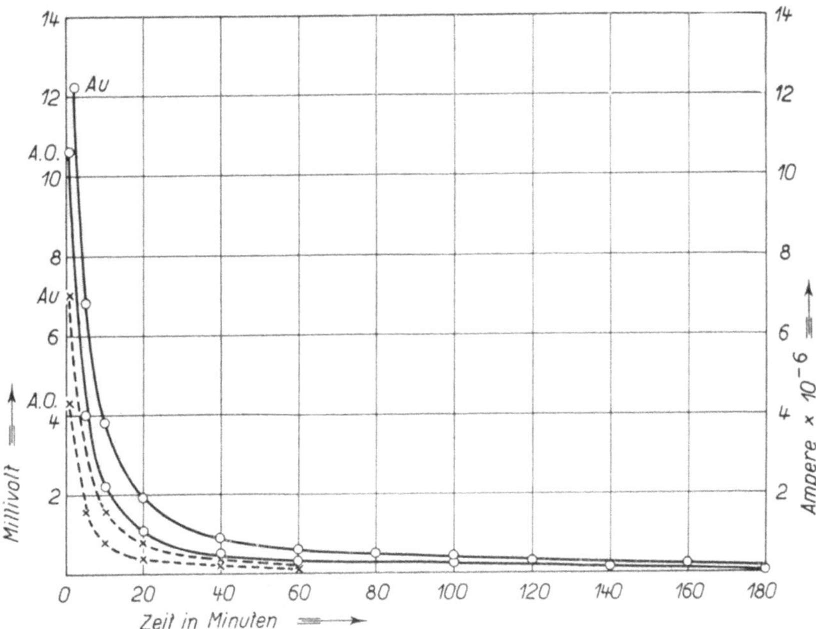

Abb. 1. Klemmenspannung und Stromstärke bei der Entladung der galvanischen Elemente Alba O-Speichel-Wipla und Gold 20 Kar.-Speichel-Wipla bei 20° C. (Äußerer Widerstand 2472 Ohm.)

abständen die Klemmenspannung abgelesen. Aus der gemessenen Klemmenspannung und dem Widerstand im äußeren Stromkreis wurde die jeweilige Stromstärke nach dem Ohmschen Gesetz berechnet. In Abb. 1 sind die Klemmenspannungen und Stromstärken gegen die Entladungszeit aufgetragen. Die ausgezogenen Kurven geben die Klemmenspannung in Millivolt an, die gestrichelten die Stromstärken in millionstel Ampere. Die mit Au bezeichneten Kurven gehören zu dem Element Gold 20 Kar.-Speichel-Wipla, die mit A.O. bezeichneten zu dem Element Alba O-Speichel-Wipla.

Man sieht, daß trotz des hohen Widerstandes im Stromkreis die Klemmenspannung schon bald nach dem Kurzschließen weniger als $^1/_{10}$ der zugehörigen elektromotorischen Kraft beträgt und daß sie schon nach 40 Minuten auf weniger als 1 Millivolt gefallen ist. Auch die zugehörigen Stromstärken liegen nach 20 Minuten schon erheblich unter 1 millionstel Ampere. In dem Element Gold 20 Kar.-Speichel-Wipla sind die Klemmenspannungen und Stromstärken durchweg etwas höher als in dem Element Alba O-Speichel-Wipla. Es sei noch darauf hingewiesen, daß nach den Entladungsversuchen die Elektroden vollkommen blank waren, ein sichtbarer chemischer Angriff hatte also während der Stromentnahme nicht stattgefunden.

Durch die vorstehenden Versuche wurde in Bestätigung ähnlicher Messungen, die Schafmeister und Gotta[1] an Elementen aus Wipla und anderen Zahnlegierungen ausgeführt haben, festgestellt, daß die galvanischen Elemente, die bei Verwendung von Wipla und Alba-Legierungen im Munde sich ausbilden können, so stark polarisierbar sind, daß praktisch ein Stromfluß nicht stattfindet.

Unter Polarisation versteht man ja bei galvanischen Elementen die Tatsache, daß die chemischen Umsetzungen, die gemäß dem Faradayschen Gesetz die Stromlieferung vermitteln, so träge verlaufen, daß trotz des Auftretens einer beträchtlichen elektromotorischen Kraft bei Stromentnahme die Klemmenspannung und die Stromstärke schnell abnehmen.

Überlegt man sich, welche chemischen Vorgänge in galvanischen Elementen Wipla-Speichel-Alba, in denen die Alba-Legierung der positive Pol ist, den Strom liefern könnten, so verhalten sich bei unseren Messungen ohne Zweifel die Alba-Legierungen und das 20karätige Gold gegenüber dem Speichel und dem durchströmenden Sauerstoff, ähnlich dem Platin, als unangreifbare Elektroden. Sie fungieren nur als Sauerstoffelektroden, an denen der Sauerstoff unter Bildung von Hydroxylionen nach

$$^1/_2\ O_2 + H_2O \rightarrow 2\ OH' + 2\ \oplus \tag{1}$$

in Lösung geht. An der Wipla-Elektrode könnte der Vorgang

$$Fe \rightarrow Fe^{\cdot\cdot} + 2\ \ominus \tag{2}$$

stattfinden, und der chemische Vorgang der Stromlieferung würde der Reaktionsgleichung

$$Fe + {}^1/_2\ O_2 + H_2O \rightarrow Fe\,(OH)_2 \tag{3}$$

[1] P. Schafmeister und A. Gotta, Zahnärztl. Rundschau, Jahrg. 41, Heft 18 (1932).

entsprechen, d. h. es müßte sich die Wipla-Elektrode mit einer Schicht von Eisenhydroxyd bedecken. Da jedoch der nichtrostende Stahl der Wipla-Elektrode sich chemisch und elektrochemisch unter den bei unseren Versuchen vorliegenden Bedingungen vollkommen passiv verhält, tritt der Vorgang (2) nicht ein, das Element polarisiert sich also, und es findet praktisch kein Stromfluß statt.

Zusammenfassend kann man aus den mitgeteilten Versuchen den Schluß ziehen, daß die Alba-Legierungen sich chemisch gegenüber dem Speichel ebenso indifferent verhalten wie 20karätiges Gold. Auch elektrochemisch findet kein Angriff statt, da beim Auftreten von Potentialdifferenzen bei Gegenwart fremder Legierungen die Alba-Legierungen sich als nicht angreifbare Sauerstoffelektroden verhalten.

Stuttgart, Kaiser Wilhelm-Institut für Metallforschung.

Die Wärmebehandlung der Edelmetalle als Werkstoffe in der Zahntechnik.

Von Dr. Alfred Jedele, Hanau.

Vor fast allen anderen Werkstoffen haben die metallischen den Vorzug, spanabhebend und spanlos, in der Kälte wie in der Wärme verformbar zu sein. Hierin liegt, in Verbindung mit ihrer Festigkeit, ihr Wert für die gesamte Technik begründet. Der physikalische Aufbau dieser Werkstoffe, die über so viele Vorzüge verfügen, bringt nun die Eigenart mit sich, daß sie gegen Wärmebehandlungen eine ausgeprägte Empfindlichkeit besitzen und daß überhaupt als Folge von Wärmeeinwirkungen die verschiedenartigsten Eigenschaftsänderungen bei ihnen auftreten können. Nur der kann erfolgreich Metalle und ihre Legierungen, für die ganz dasselbe gilt, technisch anwenden, der ihr Verhalten bei der Wärmebehandlung kennt und sich über die dabei auftretenden Änderungen ihrer Struktur und ihrer Eigenschaften ein einigermaßen klares Bild machen kann.

Die wichtigsten Wärmebehandlungen, welche die Verwendung der Edelmetalle in der Zahnheilkunde mit sich bringt, sind:

Glühen, Vergüten, Löten.

Vom Gießen, diesem sehr bedeutsamen Arbeitsverfahren, sei hier abgesehen; es ist nicht als Wärmebehandlung im allgemeinen Sinn, sondern als ein für sich abgegrenztes technisches Gebiet anzusehen.

Das Glühen.

Glühungen werden an metallischen Werkstücken vorgenommen, wenn durch eine vorhergegangene Verformung das Metall hart, verfestigt geworden ist und man diese Verfestigung beseitigen will, um es für die Weiterverarbeitung geeignet zu machen. Als Verformungsarten kommen in der Zahntechnik Biegen, Prägen, Hämmern, Walzen und ähnliches in Betracht. Bei jeder derartigen Kaltverformung findet eine Verschiebung größerer Komplexe von Gitterbausteinen gegeneinander entlang sogenannter Gleitebenen statt. Diese Erscheinung hat eine erhebliche Steigerung der Festigkeitseigenschaften zur Folge, die jedem, der Metalle verarbeitet, zur Genüge bekannt ist.

Hohe Festigkeit und Härte ist an Fertigprodukten — z. B. einer fertigen Zahnprothese — sehr erwünscht, sie ist aber ein Hindernis bei weiterhin erfolgender Verformung. Die meisten Legierungen nämlich, z. B. die in der Zahnheilkunde verwendeten ziemlich harten Edelmetallegierungen, verfestigen sich bei der Verarbeitung so rasch, daß sie der Verformung zusehends größeren Widerstand entgegensetzen und zudem auch, wenn ein gewisser Verformungsgrad erreicht ist, spröde werden und zu reißen beginnen. (Dabei interessiert uns immer nur die Verformung in der Kälte; bei der Warmverformung, z. B. dem Hämmern eines glühenden Platindrahtes, wird die auftretende Verfestigung durch die Wärmebehandlung dauernd selbsttätig rückgängig gemacht.)

Deshalb ist es notwendig, dafür zu sorgen, daß das Metall nicht durch zu weitgehende Kaltverformung spröde wird, sondern daß durch rechtzeitige und richtig ausgeführte Glühungen in gewissen Abständen Rekristallisation, d. h. Wiederbildung des gestörten Gefüges herbeigeführt wird.

Die Rekristallisation besteht in einer Wiederherstellung der durch die vorhergegangene Verarbeitung zerstörten Kristalle. Die Kristallgröße ist dabei aber in hohem Maße von der Ausführung der Rekristallisationsglühungen und dem Verformungsgrad, den das Material vorher erfahren hat, abhängig. Da die Kristallgröße aber bekanntlich von wesentlichem Einfluß auf die Materialeigenschaften ist, ist die gründliche Berücksichtigung dieser Verhältnisse unbedingt notwendig.

Was den Einfluß der Glühungen anbelangt, so wird das Rekristallisationskorn um so gröber, je höher die Glühtemperatur und je länger die Glühdauer ist, und umgekehrt um so kleiner, je kürzer und weniger hoch man glüht. Zu niedrige oder kurze Glühung verrät sich von selbst durch die Schwierigkeit, das noch nicht genügend entfestigte Werkstück weiterzuverarbeiten, häufig auch durch die, unter dem Einfluß der starken im Material noch vorhandenen Spannungen, entstehenden Risse. Dieser Fehler ist der weniger häufige. Gefährlicher sind die Erscheinungen, die durch zu intensive Glühbehandlung verursacht werden. Man erhält ein grobkörniges Gefüge mit geringer Festigkeit, das ebenfalls zur Rißbildung Anlaß geben kann, und wird dabei gern über die vorhandenen Mängel durch die Weichheit des Werkstoffes und seine leichte Verarbeitbarkeit hinweggetäuscht. Risse, die auf zu schwache Ausglühung, d. h. auf Überanstrengung des Materials zurückzuführen sind, weisen meist scharfe Ränder und feinen matten Bruch auf, solche, die durch zu starkes Glühen entstanden, lassen das grobe Gefüge an der Bruchstelle durch glitzernde Kristallflächen erkennen.

Geeignete Glühtemperaturen sind: Für Pd-Ag-Au-Legierungen 850 bis 900°, für Zahngoldlegierungen 750—800°, für Platin 900—1000° und für Platin-Iridium etwa 1200°. Fast für alle Speziallegierungen werden von den Edelmetallschmelzen genaue Glühtemperaturen angegeben. Als Glühdauer genügen (sofern es sich nur um Rekristallisationsglühungen handelt; es wird nämlich später auch noch von anderen Glühungen die Rede sein) ½—10 Minuten, je nach dem, ob die Glühung mit der Flamme oder im elektrischen Ofen vorgenommen wird. Wenn man, wie üblich, die Gasflamme benutzt, glüht man etwa $^1/_2$ Minute. Schon nach Sekunden hat bereits Rekristallisation stattgefunden, man dehnt die Glühung aber, um ein zuverlässiges und gleichmäßiges Resultat zu bekommen, länger aus.

Die Abb. 1—4 stellen die Abhängigkeit der Korngröße von der Glühdauer dar, wobei alle Schliffbilder von in gleicher Weise vorbehandelten Werkstücken herrühren, die bei derselben Temperatur, jedoch mit verschiedener Zeitdauer geglüht wurden. Erst bei einer Glühdauer von mehr als einer halben Stunde ist eine weitgehende Kornvergrößerung bemerkbar.

Daß mit zunehmender Glühtemperatur ein um so gröberes Korn entsteht, zeigen die Abb. 5—8. Was hier für Platin gezeigt ist, trifft analog auch für andere Metalle und Legierungen zu.

Außer von der Glühung selbst hängt nun die Art und Größe des sich bei der Rekristallisation bildenden Kornes noch von der Vorbehandlung ab, die das Material vor der Glühung erfahren hat. Diese Abhängigkeit ist sehr komplizierter Natur und auch heute noch nicht in allen Einzelheiten geklärt, sie ist aber in großen Zügen derart, daß das Korn um so feiner wird, je stärker die der Glühung vorhergegangene Verformung war. Mit anderen Worten gesagt, rekristallisiert ein Blech, welches mit einem Walzgrad von nur 20% abgewalzt wurde, ziemlich grob, während ein solches, das um 80% heruntergewalzt wurde, nach gleich langer und gleich hoher Glühung ein feines Gefüge aufweisen wird. Dasselbe gilt bei Verformungen, die mittels anderer Verarbeitungsverfahren hervorgerufen wurden.

Unter dem Walzgrad bei Blechen, oder dem Reckgrad bei gezogenen Drähten, versteht man die prozentuale Querschnittsänderung, die das Werkstück durch die Verarbeitung erfahren hat. Walzt man ein Blech von 1 mm auf 0,4 mm, so hat sich sein Querschnitt um 60% verringert, es besitzt also einen Walzgrad von 60%. Ein Draht, bei dem die Querschnittsänderung prozentual dem Quadrat der Durchmesseränderung ist, hat, wenn er von 1 mm auf 0,4 mm heruntergezogen wird, einen Reckgrad von 84%, da der Querschnitt nach der Verarbeitung nur noch 16% von dem vor der Verarbeitung ist und somit eine Verformung um 84% durchgeführt wurde.

Eine wichtige Beobachtung bei der Rekristallisation ist, daß diese nur dann einsetzt, wenn das Metall über ein gewisses Minimum hinaus verformt wurde. Bei einem Blech, welches nur um beispielsweise 3% her-

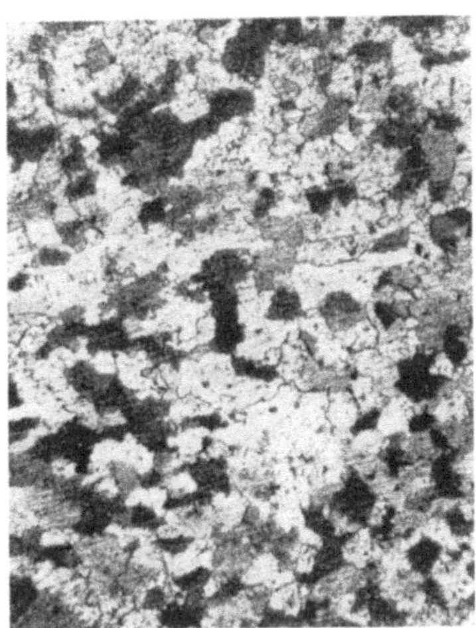

Abb. 1. Gewalztes und bei 700° rekristallisiertes Platinblech. Glühdauer 5 Minuten (Vergr. 50 ×).

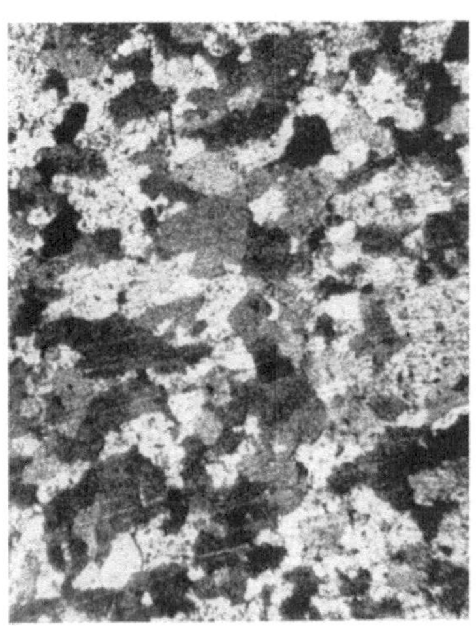

Abb. 2. Werkstück wie Abb. 1, jedoch Glühdauer 10 Minuten (Vergr. 50 ×).

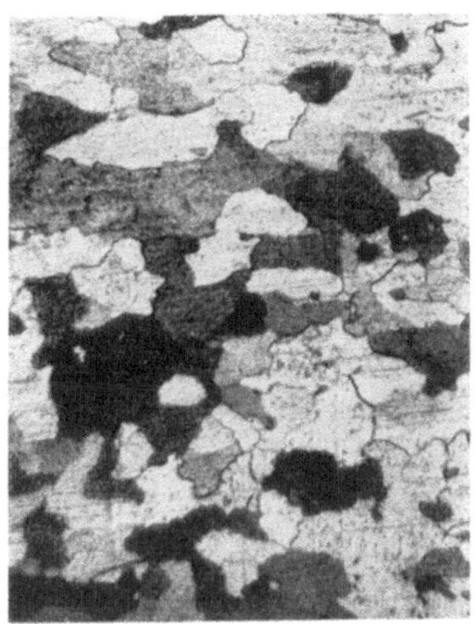

Abb. 3. Werkstück wie Abb. 1, jedoch Glühdauer 30 Minuten (Vergr. 50 ×).

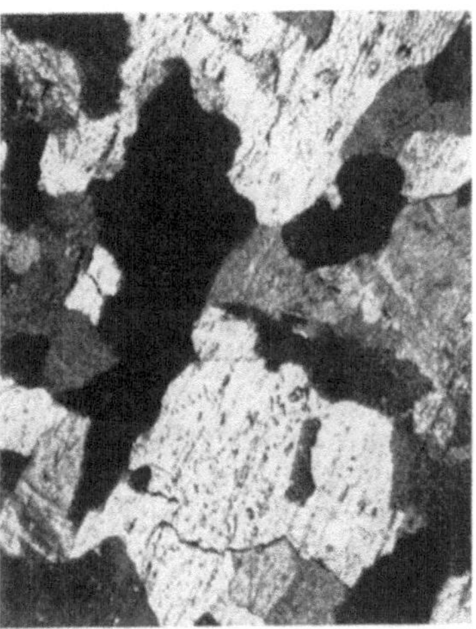

Abb. 4. Werkstück wie Abb. 1, jedoch Glühdauer 5 Stunden (Vergr. 50 ×).

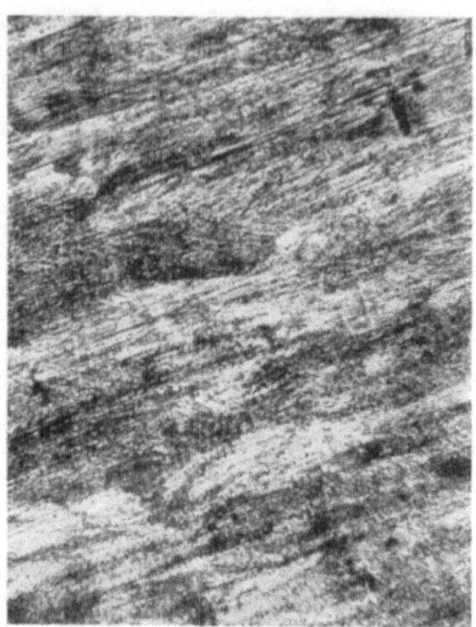

Abb. 5. Platin, walzhart (Vergr. 50 ×).

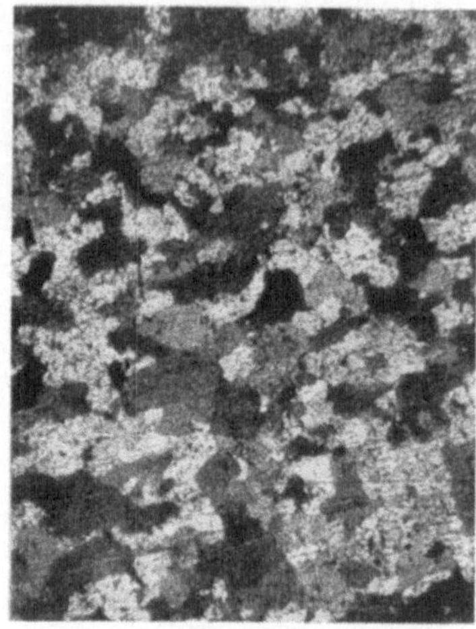

Abb. 6. Gewalztes Platin. 10 Minuten bei 700° geglüht (Vergr. 50 ×).

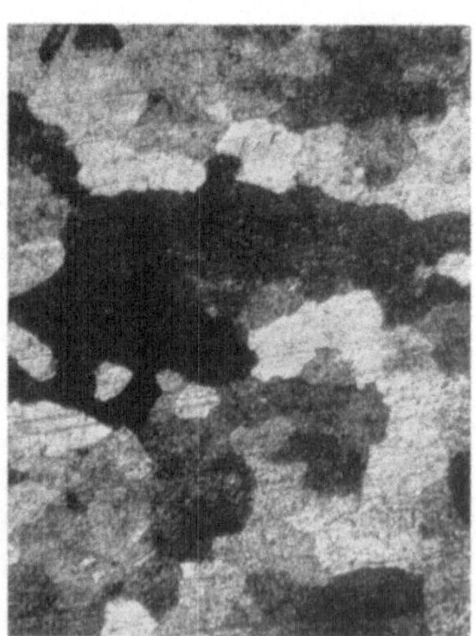

Abb. 7. Gewalztes Platin. 10 Minuten bei 900° geglüht (Vergr. 50 ×).

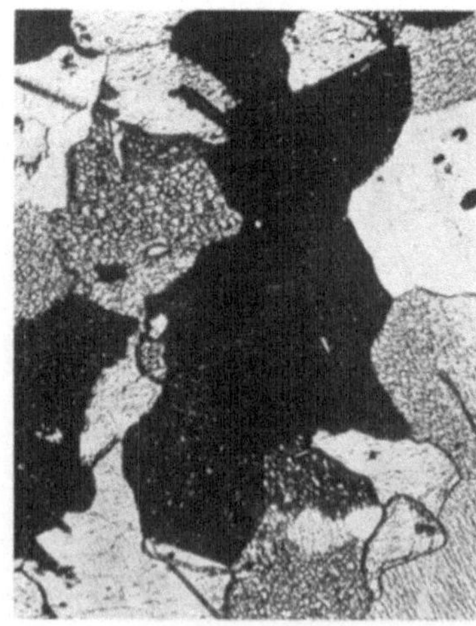

Abb. 8. Gewalztes Platin. 10 Minuten bei 1000° geglüht (Vergr. 50 ×).

untergewalzt wurde, oder an dem nur eine sehr schwache Biegung, keine Knickung, vorgenommen wurde, bildet sich als Folge einer nun vorgenommenen Glühung im allgemeinen kein neues Korn, sondern es tritt nur eine „Erholung“ des gestörten Gefüges ein, die im Gefügebild nicht zu sehen, jedoch durch physikalische Methoden, z. B. röntgenographisch, mit Sicherheit festzustellen ist. Die Regel, daß bei geringer Deformation sich ein grobes Korn bildet, welches mit zunehmender Intensität der vorhergegangenen Verformung feiner wird, gilt also erst von einem gewissen, einige Prozente betragenden Deformationsgrad an, der für die einzelnen Metalle und Legierungen verschieden ist.

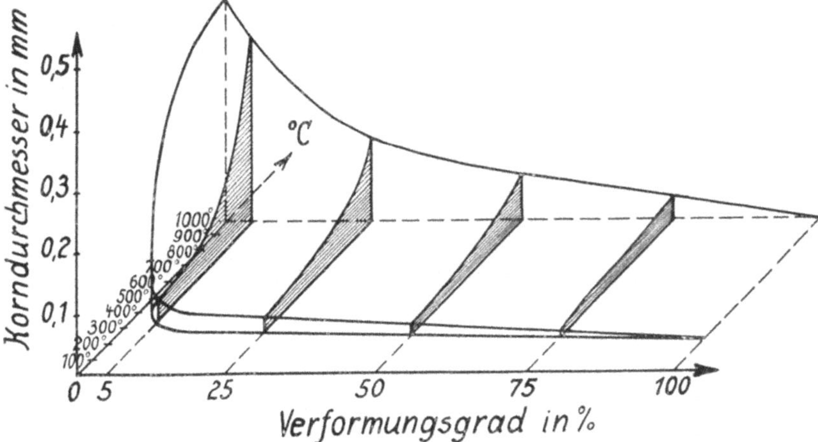

Abb. 9. Rekristallisationsdiagramm des Kupfers nach Rassow und Velde.

Die gleichzeitige Abhängigkeit der Korngröße von Rekristallisationstemperatur und Verformungsgrad ist in Abb. 9 in Form eines sogenannten Rekristallisationsdiagramms in räumlicher Darstellung wiedergegeben. Auf den 3 Koordinaten ist die Korngröße, die Glühtemperatur und der Verformungsgrad aufgezeichnet. Man sieht, daß die Raumkurve von den beiden rechten und der vorderen linken Ecke nach der hinteren linken Ecke ansteigt und dort bei schwachen Verformungen, aber hohen Glühtemperaturen ein ausgeprägtes Maximum der Korngröße bildet. Die Werte in der linken vorderen Ecke entsprechen zwar einem Verformungsgrad, der grobkörnige Rekristallisation zur Folge hätte, jedoch wird die Korngröße durch die niedrige Glühtemperatur verhältnismäßig tief gehalten. Die beiden rechten Ecken des räumlichen Schaubildes mit extrem hohem Verformungsgrad entsprechen feinkörnigem Gefüge, wobei naturgemäß die

Feinkörnigkeit bei niedriger Glühung besonders groß ist und bei wachsender Glühtemperatur weniger ausgeprägt wird. Die untere Temperaturgrenze beginnender Rekristallisation liegt bei starkem Verformungsgrad niedriger als bei schwachem. Das Kupfer war eines der ersten Metalle, für welches die Rekristallisationsverhältnisse systematisch untersucht wurden; in den letzten Jahren wurden Rekristallisationsdiagramme für eine Anzahl anderer Metalle aufgestellt, die alle dieselbe Gesetzmäßigkeit zeigen, so daß die prinzipielle Richtigkeit dieser Anschauungen genügend erwiesen ist.

Außer den Glühungen, die Rekristallisation und Entfestigung des metallischen Werkstoffes herbeiführen sollen, werden in der Zahntechnik sog. Homogenisierungsglühungen durchgeführt. Hat man ein Gußstück vorliegen, so ist es keineswegs sicher, daß dieses durchweg dieselbe Zusammensetzung besitzt. Durch Seigerung können Teile davon entmischt sein, wobei es sich um relativ große Bezirke des Werkstückes handeln kann (Blockseigerung), häufig aber auch nur um eine Entmischung innerhalb der einzelnen Kristallite, die dann als Kornseigerung bezeichnet wird.

Kornseigerungen sind im Schliffbild deutlich zu erkennen. An Stelle der bei Mischkristallen normalerweise gleichmäßigen Anfärbung der Kristallite eines geätzten Schliffes sind bei entmischten Kristallen Schattierungen zu sehen, die in ihrer Anordnung eine gewisse Ähnlichkeit mit Tannenbäumchen haben, weshalb sie als „Tannenbaumstruktur“ oder dentrische Struktur bezeichnet werden. Die dieser verschiedenen Färbung der Kristalle entsprechende Entmischung ist im allgemeinen auf zu rasche Abkühlung des Gußstückes zurückzuführen. Man bekämpft also das Auftreten inhomogener Kristalle am besten, indem man das Gußstück in der Küvette möglichst langsam erkalten läßt.

Ist die Entmischung aber einmal vorhanden, so besteht auch am schon erstarrten Stück noch die Möglichkeit, sie durch Erwärmung zu beseitigen oder wenigstens zu mildern. Dies geschieht mittels einer Glühung, die bei der für die betreffende Legierung üblichen Glühtemperatur vorgenommen wird. Die Temperung soll möglichst lange ausgedehnt werden; nur wenige Minuten zu glühen ist nutzlos. Während dieser Erwärmung findet durch Diffusion ein Konzentrationsausgleich statt, der es ermöglicht, solche Inhomogenitäten, die auf Kornseigerung oder auf Ausscheidungsvorgänge bei vergütbaren Legierungen beruhen, wieder rückgängig zu machen. Die einer solchen Homogenisierung zugrunde liegenden Diffusionsvorgänge werden später beschrieben.

Die Vergütung.

Das Vergüten, welches bei Palladium-Silber-Gold-Legierungen und bei den modernen Zahngolden vorgenommen wird, besteht ebenfalls aus einer

Wärmebehandlung. Richtiger gesagt, besteht es sogar aus zweien, nämlich zuerst aus einer Erhitzung auf höhere Temperatur – etwa 800 bis 1000° C – mit anschließendem Abschrecken und einer darauffolgenden Anlaßbehandlung bei Temperaturen, die unterhalb beginnender Glut liegen.

Die Härteänderung der Werkstücke, die bei dieser Behandlung erfolgt, verläuft umgekehrt wie die von der Härtung der Kohlestoffstähle her gewohnten Vorgänge, d. h. durch Abschrecken werden die vergütbaren Edelmetallegierungen weich, um erst durch das darauffolgende Anlassen gehärtet zu werden. Man nennt diese Art der thermischen Vergütung Ausscheidungshärtung oder kürzer Aushärtung, weil man die Steigerung der Härte und der elastischen Eigenschaften auf das Auftreten einer Ausscheidung zurückführt. Voraussetzung für die Möglichkeit solcher Vergütung ist das Vorhandensein einer homogenen und einer heterogenen Phase im Zustandsdiagramm der betreffenden Legierung, wobei die Löslichkeitsverhältnisse derartige sein müssen, daß bei einer bestimmten Konzentration im festen Zustand bei hohen Temperaturen homogene Lösung, bei niedrigeren Temperaturen dagegen ein heterogenes Gemisch vorliegt. Die Legierung, die dieser Konzentration entspricht, ist vergütbar. Erhitzt man sie auf eine dem homogenen Zustandsgebiet entsprechende Temperatur und schreckt sie anschließend ab, so wird der homogene Zustand instabil erhalten. Dann hat eine Anlaßbehandlung zur Folge, daß eine langsame Ausscheidung des übersättigt gelösten Gefügebestandteiles vor sich geht. Dieser Ausscheidungsvorgang ist mit erheblicher Härtesteigerung verknüpft.

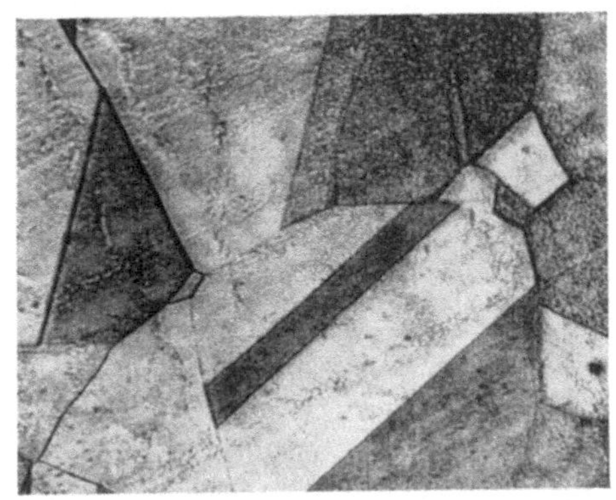

Abb. 10. Aushärtbare Pd-Ag-Au-Legierung im weichen Zustand.

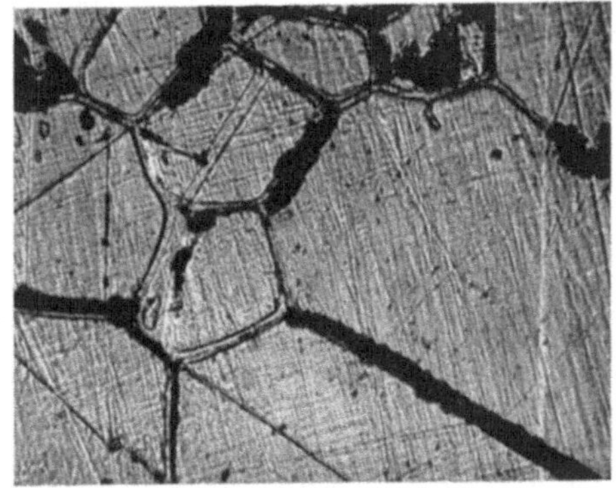

Abb. 11. Aushärtbare Pd-Ag-Au-Legierung, vergütet.

Es ist dabei zu beachten, daß die Ausscheidung nur selten mit dem sichtbaren Auftreten eines neuen Gefügebestandteiles verbunden ist; meist ist sie submikroskopisch und oft auch mit sonstigen physikalischen Untersuchungsmethoden nicht erfaßbar. Ein Fall deutlich sichtbarer Ausscheidung ist in den Abb. 10 und 11 dargestellt. Derartig starkes Auftreten eines neuen Gefügebestandteils läßt auf Überhärtung schließen. Ausführlicher wird über die physikalischen Vorgänge bei der Vergütung von Edelmetalllegierungen noch an anderer Stelle dieses Buches berichtet[1].

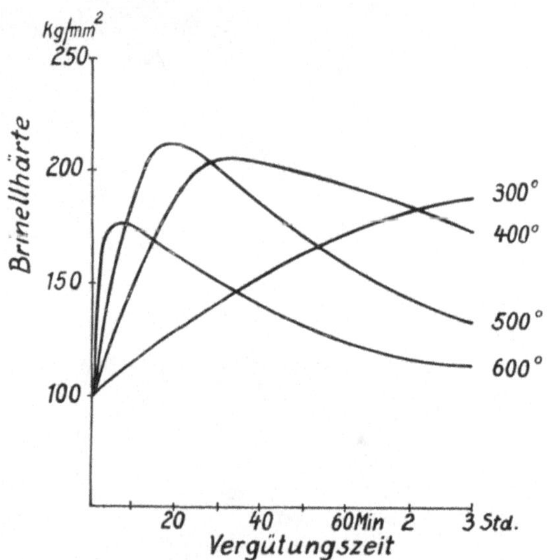

Abb. 12. Abhängigkeit der Härtezunahme von Vergütungszeit und Vergütungstemperatur.

Die Ausführung der Vergütung erfolgt in korrekter Weise so, daß man das Werkstück, z. B. eine gegossene oder geprägte Prothese, 10 bis 15 Minuten lang auf die für die Legierung jeweils vorgeschriebene Glühtemperatur erhitzt und dann abschreckt. Man schreckt dabei nicht zu scharf ab, sondern läßt das glühende Stück zunächst an der Luft bis zu dunkler Rotglut langsam erkalten und schreckt erst dann in Wasser ab. Die Glühtemperatur wird, wie schon erwähnt, für die einzelnen Legierungen von den Herstellerfirmen angegeben; sie beträgt für vergütbare Palladiumlegierungen etwa 900°, für vergütbare Goldlegierungen 750—800° C. Das so behandelte Werkstück darf noch weiter verarbeitet werden, z. B. kann der letzte Prägegang noch vorgenommen werden. Wenn es endgültig fertig und keine Verformung mehr notwendig ist, erfolgt die Härtungsbehandlung. Sie besteht in einem etwa viertelstündigen Anlassen bei einer Temperatur, die für die einzelnen Legierungen verschieden ist, im allgemeinen aber zwischen 400 und 600° liegt. Hiermit ist die Härtung vollendet.

[1] Dr. M. Auwärter, Die physikalischen Erscheinungen bei der thermischen Vergütung der Metalle durch Ausscheidung. S. 66ff.

Je höher die Anlaßtemperatur ist, in um so kürzerer Zeit erfolgt die Vergütung, wobei bei niedrigen Anlaßtemperaturen oft erst nach stundenlangem Erhitzen die Endhärte erreicht wird. Abb. 12 zeigt ein typisches Schaubild über den Verlauf der Vergütung, d. h. die Abhängigkeit der Härte von Anlaßtemperatur und Anlaßzeit bei einer vergütbaren Edelmetallegierung. Um Maximalhärtewerte zu erzielen, ist es also notwendig, die vorgeschriebene Wärmebehandlung einigermaßen genau einzuhalten, denn bei zu niedrigen Glühtemperaturen tritt bei den in der Praxis anwendbaren Vergütungszeiten keine genügende Härtung ein, und bei zu hoher Glühtemperatur springt die Härtung wohl sehr rasch an, erreicht aber nicht den der Legierung bei richtiger Behandlung eigenen Höchstwert und fällt zudem nach sehr kurzer Erhitzungsdauer stark ab. Durch eine Kaltverformung, die zwischen dem Abschrecken und der Anlaßbehandlung erfolgt, wird der Ablauf der Härtung beschleunigt. Aus diesem Grund soll bei solchen Zahnersatzteilen, die während ihrer Herstellung eine erhebliche Verformung erfahren, die letzte Formgebung erst nach dem Abschrecken vorgenommen werden. Dies gilt z. B. für das Prägen von Platten, während es bei Gußarbeiten naturgemäß nicht in Frage kommt.

Es ist erklärlich, daß diese beiden verhältnismäßig komplizierten Wärmebehandlungen, welche die korrekte Ausführung der Vergütung mit sich bringt, den Praktikern, die für die Vergütung weder allzuviel Zeit aufbringen können, noch über Vergütungsöfen und Temperaturmeßeinrichtungen verfügen, wie sie in metallkundlichen Laboratorien üblich sind, ziemlich lästig erscheinen. Deshalb hat man Untersuchungen über eine vereinfachte Vergütung vorgenommen und festgestellt, daß man auch auf andere Weise sehr befriedigende und nicht erheblich unter dem erreichbaren Maximum liegende Härtewerte bekommen hat. Die vereinfachte Vergütungsbehandlung vereinigt die beiden oben angegebenen Arbeitsprozesse in einem. Sie erfolgt so, daß man das zu vergütende Werkstück bei der für die Glühung mit nachfolgender Abschreckung vorgeschriebenen Temperatur ausglüht — entweder 10 Minuten lang im elektrischen Ofen, oder etwa 1 Minute lang in der Gasflamme — und es dann nicht abschreckt, sondern möglichst langsam abkühlt. Der Erkaltungsvorgang soll sich über eine Zeit von mindestens einer Viertelstunde hinziehen; während dieser Zeit durchschreitet der zu härtende Gegenstand das für die Vergütung wirksame Temperaturintervall (etwa 400—600° C) so langsam, daß er dabei eine starke Härtung erfährt.

Es hat sich herausgestellt, daß diese Härtung für fast alle in der Praxis vorkommenden Fälle vollkommen ausreicht und daß man deshalb das vereinfachte Vergütungsverfahren durchaus empfehlen kann. Voraussetzung ist allerdings, daß die verwendeten vergütbaren Legierungen in Bezug auf Einhaltung ihrer Härtungstemperatur nicht allzu empfindlich sind, sondern in dieser Hinsicht einen größeren Spielraum vertragen. Diese Eigenschaft ist wesentlich für den praktischen Wert einer vergütbaren Edelmetallegierung. Bei den Alba-Legierungen ist der für die Vergütung wirksame Temperaturbereich so breit, daß die „vereinfachte Vergütungsmethode“ ohne jede Bedenken angewendet werden kann. Bei Gußarbeiten vergütet man zweckmäßigerweise in der Art, daß man nach dem Guß das Gußstück samt Muffel während etwa 1 Stunde langsam erkalten läßt; dabei schützt man die Muffel vor zu rascher Abkühlung durch Asbestschiefer und Schamottesteine. So erfolgt in einem Arbeitsgang gleichzeitig mit dem Guß die Vergütung.

Das Löten.

Unter Löten versteht man bekanntlich die Vereinigung von Metallgegenständen durch Einschmelzen einer von der Zusammensetzung der zu verbindenden Stücke abweichenden Lotlegierung in die Trennungsfuge, während das Schweißen ein Verfahren zur Verbindung metallischer Teile ist, bei dem keine zusätzliche Legierung verwendet wird, sondern die Vereinigung lediglich durch Verschmelzen der Werkstücke mit sich selbst erfolgt, oder durch Pressen oder Hämmern unter gleichzeitiger Hitzeeinwirkung. Das Schweißen wird bei der Verarbeitung der Edelmetalle in der Zahntechnik nur sehr selten angewendet, das Löten dagegen ist einer der gebräuchlichsten und zugleich wichtigsten Arbeitsgänge.

Bei der mit dem Löten verbundenen Wärmebehandlung muß man darauf achten, daß diese einerseits der richtigen Durchführung der Lötung gerecht wird und daß sie andererseits das Gefüge der zu verbindenden Gegenstände nicht nachteilig beeinflußt.

Der Schmelzpunkt der zum Löten von Palladium-Silber-Gold-Legierungen und von Zahngolden benutzten Lote liegt stets niedriger als der der entsprechenden Legierungen, und zwar soll er sich ungefähr 100—200° C unter deren Schmelzpunkt bewegen. Deshalb schmelzen Lote für Palladiumlegierungen bei 800—920° C, solche für Goldlegierungen bei 750 bis 850° C. Die Lote haben eine ausgeprägte Fähigkeit, bei der Lötung, die stets unter Anwesenheit reduzierender Mittel vorgenommen wird, die zu verbindenden Flächen zu benetzen, so daß schon eine geringe Menge Lot eine Lotnaht von ziemlicher Länge ausfüllen kann. Es ist sogar erwünscht, bei der Lötung möglichst wenig Lot zu verwenden und eine schmale, gut passende Stoßstelle vorzubereiten.

Die Festigkeit der Lotverbindung ist um so größer, je inniger sich das Lot mit den Oberflächen, die es vereinigen soll, verbunden hat. Deshalb sind gute Lote in ihrer Zusammensetzung den Legierungen, die gelötet werden sollen, angepaßt. Man darf also nicht lediglich auf den Schmelzpunkt eines Lotes achten, sondern muß auch die Eigenart der Legierungen dabei berücksichtigen. Es ist nicht angängig, ein beliebiges Edelmetallot zur Verlötung beliebiger Edelmetallegierungen zu verwenden. Weiterhin ist es vom größten Einfluß auf die Haltbarkeit der Lotverbindungen, ob die Erhitzung richtig vorgenommen wird, d. h. so, daß man dem Werkstück nicht nur die für die Verflüssigung des Lotes notwendige Hitze zuführt, sondern es darüber hinaus noch mindestens einige Sekunden lang auf Glühtemperatur hält. Dabei muß diese Nachglühung naturgemäß bei einer Temperatur vorgenommen werden, bei der das Lot bereits erstarrt ist. Die Nachglühung führt eine innige Verbindung zwischen dem Lot und den beiden Metalloberflächen durch Diffusion im festen Zustand herbei.

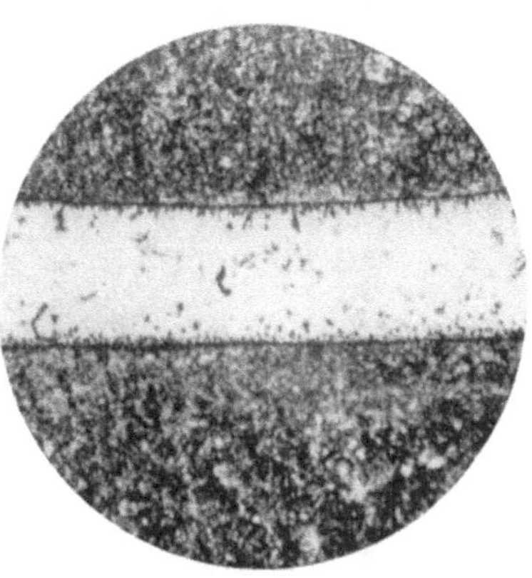

Abb. 13. Mangelhafte Lötfuge.

Daß Metalle im festen, also nicht mehr flüssigem Zustand diffundieren, ist weniger bekannt als die Diffusion flüssiger Stoffe, die uns ja häufig vor Augen tritt. Trotzdem geht bei erhöhten Temperaturen in Metallen erhebliche Diffusion vor sich, so daß an einer innigen Berührungsfläche zweier Metalle oder Legierungen (wie dies an der Grenzfläche Edelmetallegierungen/Lot der Fall ist), ein deutlicher Materialaustausch zwischen den beiden nebeneinanderliegenden Stoffen stattfindet. Im metallischen Gitter vollführen nämlich die Atome um ihre Plätze (Gitterpunkte) Schwingungen, die mit zunehmender Temperatur größer werden und die schließlich zum Platzwechsel zwischen einzelnen Atomen führen.

Die Diffusion im festen Zustand hat also dort, wo sie an der Grenzfläche verschiedenartiger metallischer Werkstoffe stattfindet, genau so die Bildung einer Legierung zur Folge, wie wenn diese Werkstoffe in flüssiger Berührung untereinander wären, nur geht der Vorgang zeitlich erheblich langsamer vonstatten. Deshalb hat man die Möglichkeit, an gelöteten Stücken eine innige Legierungsbildung, die für die Festigkeit der Lötfuge Grundbedingung ist, sehr gleichmäßig dadurch herbeizuführen, daß man nach dem Erstarren des Lotes einige Zeit weiter erhitzt. Das Lot längere

Zeit im flüssigen Zustand zu halten, wäre falsch, denn es würde sich ungleichmäßig in die zu verbindenden Stücke einfressen.

Abb. 13 zeigt eine schlechte Lötfuge. Das Lot und die verlöteten Teile sind in ihrer Zusammensetzung so verschiedenartig, daß weder während des Fließens des Lotes noch während der darauffolgenden Nacherhitzung eine Legierungsbildung stattgefunden hat. Die verschiedenen Bestandteile liegen durch eine deutliche Grenze voneinander getrennt. Die Festigkeit dieser Lotnaht wird ungenügend sein.

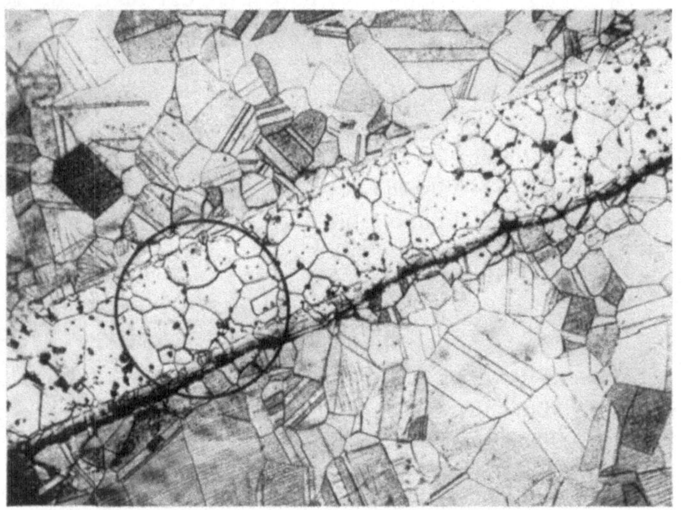

Abb. 14. Einwandfreie Lötfuge mit inniger Vereinigung von Lot und Werkstück.

Eine sehr weitgehende Vereinigung zwischen Lot und zu verlötenden Werkstücken zeigt dagegen Abb. 14, die die Lotnaht eines mit Alba-Speziallot 2 zusammengelöteten Kronenringes aus Alba-K darstellt. Man sieht das Mischkristallgefüge der Kronenlegierung, welches in diesem Falle von vielen Zwillingslamellen durchsetzt ist, und dazwischen das Lot, das in seinem Aufbau der Kronenlegierung gut angepaßt ist, so daß die Kristalle des Lotes und die des Kronenringes förmlich ineinander wachsen. Deutlich ist dies auf Bild 15 zu sehen, einem vergrößerten Ausschnitt der mit einem Kreis markierten Stelle des Bildes 14. Durch eine gründliche Nacherhitzung der an sich schon gut aufeinander abgestimmten Legierung hat so vollkommene Diffusion stattgefunden, daß Kristalle, die auf der einen Seite reicher an den Bestandteilen der Kronenlegierung, auf der anderen Seite reicher an denen des Lotes sind (ein Kristall muß ja nicht einheitlich zusammengesetzt sein), durch die ursprünglich vorhandene Trennlinie hindurchgewachsen sind. Die im Schliffbild entlang der einen Trennlinie gehende dunkle Zone ist lediglich eine durch Reliefpolitur entstandene Schattenwirkung, kein Anzeichen ungenügender Verbindung von Lot und Kronenlegierung; man sieht bei genauer Betrachtung, daß zahlreiche Kristallite durch diese Zone hindurchgewachsen sind.

Eine solche Lötfuge ist technisch vollkommen einwandfrei und besitzt hohe Festigkeitseigenschaften. Sie hat zudem noch den Vorzug, daß durch die stattgefundene Legierungsbildung zwischen den zu verlötenden Teilen und dem Lot selbst sich die Zusammensetzung des Lotes zu einem höheren Schmelzpunkt hin verändert. Man kann also nachträglich das gelötete Stück bis zum ursprünglichen Schmelzpunkt des Lotes erhitzen, ohne daß die Lotnaht aufgeht, was hauptsächlich für die Herstellung von Nachlötungen wichtig ist.

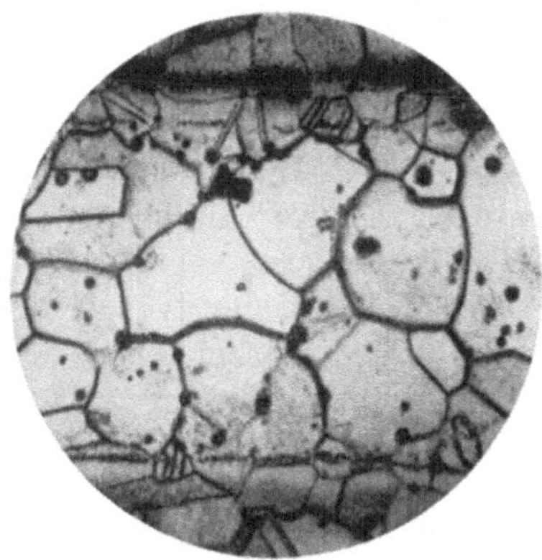

Abb. 15. Teilaufnahme der Lötfuge nach Abb. 14.

Außer der Berücksichtigung einer für den Lötprozeß selbst richtigen Wärmebehandlung ist es, wie schon erwähnt, auch wichtig, der Eigenart der Werkstoffe, aus denen die zu lötenden Teile bestehen, Rechnung zu tragen. Durch Verarbeitung hart gewordene Teile werden naturgemäß in der Nähe der Lötstelle durch die dort stattfindende Rekristallisation weich und verlieren an Festigkeit. Handelt es sich um vergütbare Legierungen, so wird die Härte der beim Löten erhitzten Zone, je nach den Abkühlungsbedingungen, verschieden ausfallen, d. h. wenn nach dem Löten abgeschreckt wird, ist sie niedrig; läßt man langsam abkühlen, so tritt der oben unter vereinfachter Vergütung geschilderte Vorgang ein und das Material wird gehärtet.

Es verhält sich eben so, daß die mit den Wärmebehandlungen zusammenhängenden Vorgänge ineinandergreifen, und genau so, wie sich eine Lötung als Entfestigungsglühung für die von ihr betroffenen Werkstücke auswirken kann, ist es auch möglich, daß eine zur Entfestigung vorgenommene Glühung Vergütungsvorgänge auslöst. Man darf nie in einer Wärmebehandlung nur den einem bestimmten Zweck dienenden Einzelvorgang sehen, sondern muß sich die Gesamtheit der dabei ablaufenden physikalischen Vorgänge vergegenwärtigen, dann bleiben Fehler und Enttäuschungen bei der Verarbeitung der metallischen Werkstoffe aus.

Die Palladium-Silber-Gold-Legierungen in der Zahnprothetik im Blickfeld der Indikationsstellung.

Von Dentist Adolf Büche, Frankfurt a. M.,
Reichsreferent für das Berufsbildungswesen im RDD.

Ein kurzer historischer Rückblick zeigt uns, daß im Verlaufe der Jahrhunderte von den verschiedenen für Zahnersatzarbeiten verwendeten Metallen das Gold weitaus den ersten Platz eingenommen hatte.

Aus der Geschichte der Völker aller Zeiten wissen wir, daß das Gold wegen seiner Seltenheit von jeher das geschätzteste und begehrteste Metall gewesen ist. Es wurde schon im frühesten Altertum zu Schmuck- und Prunkgeräten und ebenso als Tauschmittel verwendet, um dann später auch zur Herstellung von Münzen herangezogen zu werden. Wir wissen aber auch, daß Gold schon Jahrtausende vor der Zeitenwende zu zahnprothetischen Arbeiten Verwendung gefunden hat, wie uns viele Grabfunde gezeigt haben. Der Beginn der Verarbeitung von Gold fällt wahrscheinlich überhaupt in die Zeit, in der die Menschheit die Verwendung der zuerst geschürften Metalle kennengelernt hat und damit in den Beginn der menschlichen Kultur an sich.

Während man ursprünglich nur das nichtkohäsive Gold kannte, wurde um die Mitte des vorigen Jahrhunderts die Kohäsivität des Goldes für Zahnzwecke festgestellt und damit die notwendige Nutzanwendung für das Gebiet der Zahnbehandlung und Zahnprothetik gezogen. Das chemisch reine Gold wurde nur zu Goldfüllungen benutzt, für zahnprothetische Zwecke aber das Gold mit Platin, Silber oder Kupfer in wechselndem Legierungsverhältnis gemischt. Im Laufe der Jahrzehnte wurden dann von den Scheideanstalten Speziallegierungen, sog. Dentallegierungen, hergestellt, die eine einwandfreie Verarbeitung, die Möglichkeit stärkster Beanspruchung im Kauakt und höchste Farbbeständigkeit im Munde gewährleisteten. Die Metallurgen lehrten uns auch die Verfahren der Vergütung und deren Notwendigkeit, so daß die gesamte Fachwelt in die Lage versetzt wurde, die Dentallegierungen in allen Fällen zur vollen und dauernden eigenen wie auch vor allem zur Zufriedenheit der Klientel zu verarbeiten.

Außer dem Golde und seinen verschiedenen Legierungen und Farben stand dann ferner das Platin zur Verfügung, dessen Verwendung jedoch verhältnismäßig selten und in der Regel nur als Hilfswerkstoff, wie z. B. bei keramischen Arbeiten, in Betracht kam. Weiterhin hatten wird das Silber, das sich aber nur als Zusatzmetall bei Legierungen, dagegen nicht zur freien Verarbeitung im Munde eignet.

Im Laufe der Jahre hatte sich die Goldprothetik so auf dem Gebiete der Zahnbehandlung eingewurzelt, daß es bei der z. B. während des Krieges zwangsläufigen Abkehr vom Golde äußerst schwer war, die Patienten durch die durch die Not des Vaterlandes veränderte Lage zu überzeugen. Abgesehen davon sind früher die vielen und verschiedenartigen Versuche, an Stelle des Goldes ein anderes Metall zu setzen, fast durchwegs negativ verlaufen, weshalb nach verhältnismäßig kurzer Zeit das Gold wieder seinen alten Platz behaupten konnte. Es kann nicht meine Aufgabe sein, an dieser Stelle auf die einzelnen Versuche näher einzugehen und deren Für und Wider einander gegenüberzustellen. Nur einem großen Versuch, an Stelle des Goldes ein anderes Metall in der Zahnprothetik zu verwenden, soll kurze Betrachtung geschenkt sein, wobei lediglich die Verhältnisse innerhalb der Grenzen unseres deutschen Vaterlandes berücksichtigt werden sollen.

Es war schon in der Zeit vor dem großen Weltkrieg 1914—1918, als jene „goldfarbigen" Kupfer-Zink-Legierungen unter den verschiedenartigsten Bezeichnungen in den Handel gebracht wurden. Die im Kriege ständig zunehmende Goldknappheit förderte deren Verbreitung stark, und während der Inflationszeit feierten sie geradezu Triumphe. bis dann eines Tages das schreckliche Erwachen kam. Die Zersetzungserscheinungen im Munde, Auflockerung der Schleimhäute, ungünstige Beeinflussung der Speichelsekretion und der Mundsekrete, schädigende Auswirkungen auf den Verdauungsapparat und den Kreislauf u. dgl. m. zeigten dem Metallurgen wie dem Fachmann die Notwendigkeit einer sofortigen Abkehr von der Verarbeitung dieser Gelb-(Messing-)Metalle.

Es wäre ungerecht, hierbei ein psychologisches Moment nicht erwähnen zu wollen, das durch die Wünsche und Forderungen der Patienten in diese Entwicklung hineingetragen wurde. Die Krone oder die Brücke mußte eine „goldene" Farbe haben. Es mußte nach „Gold" aussehen. Der Tanz um das goldene Kalb fand auch hier seinen Niederschlag, und mit Entsetzen denken wir an die Jahre der Geschmacksverirrung 1920—1925 zurück, wo der Besitz bzw. das Zuschautragen einer „goldenen" Schneidezahnkrone schon bald zum guten Ton gehörte. Mancher gute und verantwortungsbewußte Fachmann hat in dieser Zeit Patienten deshalb verloren, weil er sich aus ästhetischem Empfinden heraus weigerte, einen Schneidezahn „golden" zu ersetzen oder mit einer „goldenen" und weithin sichtbaren Frontzahnbrücke die notwendige prothetische Behandlung vorzunehmen. Mit Genugtuung stellen wir heute fest, daß diese Erscheinungen nur vorübergehend waren und einer gesunden Entwicklung Platz gemacht haben.

Der Versuch der Verwendung von Leichtmetallen in der Zahnbehandlung an Stelle des Goldes hat bis jetzt zu keinen brauchbaren Ergebnissen geführt, während dem rostsicheren Stahl bei der Indikationsstellung immer nur eine bestimmte Wertung zuerkannt werden kann. Die Forderung, daß Metalle, die in den Organismus eingesetzt werden sollen, ,,edel" sein müssen, wird nach wie vor elementar bleiben.

Das einmal zutage getretene Streben, an Stelle des gelbfarbigen Goldes aus ästhetischen Gründen ein anderes Metall zu finden, das in seinen Eigenschaften in jeder Hinsicht dem Gold mindestens ebenbürtig, wenn nicht sogar überlegen sein sollte für alle zahnprothetischen Zwecke, hat die Scheideanstalten und ihre Metallurgen nach dem Kriege und vor allem auf Grund der Erfahrungen mit den unedlen Gelbmetallen in der Inflationszeit zu rastloser Arbeit angespornt. Und wieder ist es dem deutschen Forscher- und Erfindungsgeist gelungen, eine Metallegierung auf edler Basis zu finden, mit deren Hilfe wir uns frei machen konnten von der Verwendung von Gold und die uns in die Lage versetzt, unserem Vaterlande Devisen sparen zu helfen und das ästhetische Empfinden und auch den Gesichtsausdruck des ersatztragenden Patienten entsprechend zu heben.

Es war außerordentlich zu begrüßen, daß schon wenige Jahre nach der Inflation der unedlen Metallegierungen deutsche Scheideanstalten und Herstellerfirmen dazu übergingen, an Stelle des Goldes Legierungen auf der Basis der Platinmetalle, also auf einer edlen Grundlage, herauszubringen. Das waren keine Gold-,,Ersatz"-Metalle, sondern Legierungen, die dem Golde in seinen physikalischen und chemischen Eigenschaften ähnlich und ebenbürtig waren. Selbstverständlich hatten auch diese neuen Edelmetallegierungen, wie jede grundsätzliche Neuerung, zunächst Kinderkrankheiten durchzumachen. Aber wenn irgendwo, dann kann hier gesagt werden, daß die vorbehaltlose Zusammenarbeit zwischen Hersteller und Verbraucher, zwischen Metallurgen und Zahnbehandler, zum vollen Erfolg geführt hat. Hierbei war die Forderung nach Qualität, der Ruf nach einem Gleichwertigen, das allein ausschlaggebende Element dieser Entwicklung. Nur durch das gegenseitige Verständnis für die verschiedenen Notwendigkeiten in diesen Fragen wurde die Gefahr gebannt, daß durch minderwertige und dadurch vielleicht auch billigere Legierungen in der Zahnprothetik wieder inflatorische Erscheinungen heraufbeschworen wurden, wobei dann doch wieder die Patienten die Leidtragenden gewesen wären. Es darf deshalb auch an dieser Stelle zum Ausdruck gebracht werden, daß im Mittelpunkt aller dieser Erwägungen nicht irgendwelche wirtschaftlichen Belange, sondern immer und in erster Linie das Wohl und Interesse der Patienten zu stehen haben.

Wenn nun in den vorstehenden Ausführungen die Vollwertigkeit der neuen Metallegierungen, die auf der Basis Palladium-Silber oder Palladium-Silber-Gold aufgebaut sind und kurz P.S.-Legierungen genannt werden, sowie deren Ebenbürtigkeit mit dem Golde dargelegt wurden, dann soll nachstehend auf die Indikationsgestaltung bei ihrer Verwendung in der Zahnprotethik im besonderen hingewiesen sein. Den Ausführungen sind keine experimentellen Versuche, sondern lediglich die in der Praxis gemachten Erfahrungen zugrunde gelegt. Ich gehe dabei nicht zu weit, wenn ich behaupte, daß die P.S.-Legierungen bei richtiger Indikationsstellung und vorschriftsmäßiger Bearbeitung in mancher Beziehung dem Golde überlegen sind. Ihre Eigenschaften, insbesondere physikalischer Art, sind so günstig, daß die Indikationsmöglichkeit eine nicht unwesentliche Bereicherung und Verbesserung erfahren hat.

Den 4 grundsätzlichen Gesichtspunkten einer jeden prothetischen Indikationsstellung:

1. Schaffung von Kauwerten,
2. Prophylaxe,
3. Berücksichtigung der hygienischen Forderungen,
4. Berücksichtigung der ästhetischen Erwägungen,

kann hierbei in einem Umfang Rechnung getragen werden, wie es selbst bei Gold nicht immer möglich war.

Die P.S.-Legierungen für Plattenersatz, für die verschiedenen Klammerarten, Bügel usw. zeigen neben einer gegenüber dem Golde überlegenen Festigkeit ein ausgesprochenes Anpassungs- und Einfühlungsvermögen. Dadurch ist nicht nur die für die verschiedenen Prothesenarten notwendige Stabilität und ein fester Sitz gewährleistet, sondern die so sehr gefürchtete Luxation der Stützzähne unterbunden. Ich habe schon an mancher Prothese Goldklammern gegen P.S.-Klammern ausgewechselt und dadurch Sitz und Kauwirkung erhöhen können. Wenn der Ruf nach der sog. biologischen Zahnprothese immer wieder ertönt, dann muß gesagt werden, daß diese neuen edlen Weißlegierungen zur Erfüllung dieser Forderung ein wertvoller Beitrag sind.

Auch für orthodontische Apparaturen sind diese Metalle infolge ihrer erwähnten Eigenschaften besonders geeignet. Gerade bei diesen Behandlungsmaßnahmen, die im Entwicklungs- und Wachstumsalter durchgeführt werden müssen, ist ein ausgesprochenes Anpassungs- und Einfühlungsvermögen der anzuwendenden Apparate unerläßliche Voraussetzung. Daß die hierbei verwendeten Metallmengen ebenso wie beim Gold eingeschmolzen und wieder verwendet werden können, ist in der Regulierungspraxis von nicht zu unterschätzender wirtschaftlicher Bedeutung.

Die einzigen Schwierigkeiten, die sich bei der Anwendung der P.S.-Legierungen eingestellt hatten, waren der Aufbau und die Entwicklung der Gußlegierungen, die auch dem Fachmann in der Praxis verschiedentlich manches Problem zur Lösung gestellt haben. Es hat sich aber gezeigt, daß sich bei richtiger Bearbeitung der P.S.-Legierungen eine Präzision des Gußobjektes erzielen läßt, wie wir sie bis jetzt kaum oder nicht gekannt haben. Es gehört nicht in den Rahmen dieser Arbeit, auf die dadurch gegebenen Vorteile bei der technischen Durchführung einer Prothese selbst hinzuweisen, wohl aber muß ich im Sinne der Indikationsstellung auf diese Tatsache hinweisen. Jeder Fachmann weiß, was die einwandfrei oder schlecht sitzende Gußklammer oder Einlagefüllung für den Halt und die Funktion einer Prothese, oder der genau oder nicht genau passende Verbindungsbügel bei divergierender oder konvergierender Zahnstellung bedeutet.

Ganz besonders aber muß ich in diesem Rahmen auf den Wurzelguß hinweisen. Ich war früher ein ausgesprochener Verfechter des Ringstiftzahnes, und zwar aus Gründen des Wurzelschutzes. Seitdem ich P.S.-Legierungen verarbeite, kommt die Richmondkrone (Ringstiftzahn) kaum noch in Betracht. Bei richtiger Präparation läßt sich durch den genauen Sitz des Wurzelgusses eine Sicherheit und Festigkeit erzielen, daß die gefürchtete Fraktur der Wurzel nahezu ausgeschlossen ist. Das bei dieser Befestigungsart festzustellende einwandfreie Verhalten der anliegenden Zahnfleischpartie, das das Kriterium für einen einwandfreien Sitz ist, beweist die Richtigkeit dieses Verfahrens. Daß hierbei der unschöne Goldrand am Zahnfleischsaum in Wegfall kommt und damit der ästhetischen Forderung Rechnung getragen werden kann, soll nebenbei erwähnt sein.

In den beiden letzten Jahrzehnten sind in der Zahnbehandlung die sog. „neuzeitlichen“ Prothesenkonstruktionen eingeführt worden. Diese „modernen“ Prothesen, die eine Kombination der beiden grundlegenden Prothesenarten „Brücke“ und „Platte“ darstellen, weichen von den früheren manchmal plumpen und massiven Formen ab. Sie erstreben eine hohe Kauwirkung und eine starke Berücksichtigung der hygienischen und prophylaktischen Faktoren. Da die Stabilität der Prothese aber keinesfalls beeinträchtigt werden darf, muß der mengenmäßige Ausfall des dazu verwendeten Werkstoffes durch entsprechende Eigenschaften desselben ersetzt werden. Die bereits erwähnten Eigenschaften der P.S.-Legierungen lassen dieselben für diese neuzeitlichen Prothesenkonstruktionen gut geeignet erscheinen. Ihre Stabilität und Anpassung, die Möglichkeit ihrer einwandfreien Verarbeitung und ihre Festigkeit, das fast reizlose Verhalten der Mundschleimhäute, werden dieser neuen Entwicklungsphase in der Zahnprothetik wertvolle Begleiter sein.

Die beiden Komponente Forschung und Erfahrung haben hier in gegenseitiger glücklicher Ergänzung zu Ergebnissen geführt, die unbedingt als positiv bezeichnet werden können. Die Tatsache, daß die Früchte dieser Arbeit sich letzten Endes segensreich für unsere zahnkranken Patienten und damit das deutsche Volk auswirken werden, unterstreicht und erhöht den ideellen Wert der Sache.

Die volkswirtschaftliche Bedeutung der weißen Edelmetall-Legierungen bei der Herstellung von Zahnersatz.

Von Herbert Hackbarth, Berlin,
Reichsinnungsmeister des Zahntechniker-Handwerks.

Beim Einsatz für restlose Erfüllung des Vierjahresplanes darf auch die Dentalbranche in keiner Weise beiseitestehen. Gilt es doch, dem Reich die wirtschaftliche Freiheit zu erkämpfen, und dieser Kampf verlangt die völlige Geschlossenheit der Gesamtwirtschaft unseres Volkes. Es gibt keine andere Möglichkeit für das Gelingen des Planes, als das unablässige Einsparen aller Stoffe, die Devisen beanspruchen.

Im Einsparen von devisenverbrauchenden Stoffen können die Zahnbehandler und das Zahntechnikerhandwerk Vorbildliches leisten, wenn sich ihr Wille ganz darauf konzentriert, bei der Ausführung der Prothetik die uns gegebenen Austauschwerkstoffe anzuwenden.

Unser deutsches Zahntechnikerhandwerk hat eine Leistungshöhe erreicht, die es vollauf befähigt, eine Zahnersatzarbeit zu leisten, die den vollsten Ansprüchen genügt. Und das Zahntechnikerhandwerk muß es als seine größte und höchste Pflicht ansehen, jede Prothetik im Sinne der Deviseneinsparung auszuführen.

Es bedarf wohl keines besonderen Hinweises, daß die reine Goldtechnik einen schweren Verstoß gegen den Vierjahresplan bedeutet, um so mehr, als für ihre Bevorzugung durchaus keine zwingenden Gesundheitsgründe vorliegen. Sind doch die neuen Austauschwerkstoffe, wie die Palladium-Silber- und Palladium-Silber-Gold-Legierungen, für die Metalltechnik die besten Ergänzungen für die bisher übliche Goldtechnik und erweisen sich unserem Handwerk als die besten Helfer.

Wenn es auch den Zahnbehandlern bei der Einführung der ausgezeichneten Austauschwerkstoffe manchmal an der nötigen Energie fehlte, die Patienten für diese zu gewinnen, so muß die erwiesene gute Verarbeitbarkeit und die Erfüllung aller zahntechnischen Forderungen durch diese Legierungen ein Ansporn sein und nicht zuletzt eine nationale Ehrenpflicht, sich restlos für die neuen Legierungen einzusetzen.

Das Zahntechnikerhandwerk bemüht sich schon seit längerer Zeit aufs intensivste, seine Berufskameraden durch Hinweise und Vorträge zu schulen, damit die neuen Werkstoffe bestens verarbeitet werden können und ihre Güte sich als unzweifelhaft erweist. Es konnte überzeugend festgestellt werden, daß unter eingehender Berücksichtigung der von den Herstellerfirmen herausgegebenen Daten und Verarbeitungsvorschriften wertvolle Prothesen aus den neuen Austauschwerkstoffen geschaffen werden können. Dem einzelnen Volksgenossen wie der Volksgesundheit wird also ein Zahnersatz angeboten, der die Volkswirtschaft im Rahmen des Vierjahresplanes nicht mehr durch eine unverantwortliche Devisenbeanspruchung belastet.

Es wird auch weiterhin zu den wichtigsten Bestrebungen des Zahntechnikerhandwerks zählen, die Propagierung der Palladium-Silber-Gold-Legierungen zu betreiben. Als erzieherische und aufklärende Maßnahme betrachtet das Zahntechnikerhandwerk die Aufgabe, seinen Berufskameraden die richtige Wahl und Anwendung dieser Werkstoffe zu zeigen, damit ihre Verarbeitung für jeden freudiger Dienst am Volksganzen ist.

Aber nicht nur der Behandler und Zahntechniker-Handwerker müssen es wissen, daß die Haltbarkeit der Palladium-Silber-Legierungen in keiner Weise derjenigen der alten Goldlegierungen nachsteht, sondern auch jeder einzelne Volksgenosse muß restlos davon überzeugt sein, daß heute ein Zahnersatz geliefert werden kann, der die Goldlegierungen gänzlich überflüssig macht. Diese Wahrheit überall zu verbreiten, sie durch Einsatz unserer Handwerksarbeit aufs gründlichste zu erhärten, das wird das angelegentlichste Bestreben des Zahntechnikermeisters sein und bleiben.

Desoxydation zahntechnischer Edelmetall-Legierungen.

Von M. Burkhardt, Hanau.

Die reinen Metalle und die Legierungen besitzen die Eigenschaft, während des Schmelzens mehr oder weniger Gase, hauptsächlich Sauerstoff, aufzunehmen und büßen dadurch einen Teil ihrer günstigen Eigenschaften ein. Es ist deshalb eine selbstverständliche Forderung, beim Schmelzen Mittel zu verwenden, welche dem metallischen Schmelzfluß die verschiedensten Verunreinigungen rasch und zuverlässig entziehen. Diesen Vorgang nennt man allgemein Desoxydation.

Die Entwicklung hat gezeigt, daß durch die Methode des Zuschlägeschmelzens eine Verbesserung der Werkstoffe zu erreichen ist, weshalb dieses Arbeitsverfahren bei der Herstellung der verschiedensten Legierungen für industrielle Zwecke angewendet wird. Dazu genügt oftmals ein einziger Stoff, mitunter ist aber ein Erfolg nur dann zu verzeichnen, wenn mehrere Stoffe, zu einem Gemisch vereinigt, gebraucht werden. Entsprechend ihrer Wirkungsweise unterscheidet man solvierende, reduzierende oder abdeckende Mittel, wobei der solvierende Fluß zur Lösung von Verunreinigungen dient, der reduzierende zur Beseitigung der Oxydationsprodukte, dagegen der abdeckende nur das Schmelzgut vor der Aufnahme von Verunreinigungen schützt.

Um verschiedene Oxydationsprodukte zu entfernen, werden den Schmelzen bestimmte Metalle und Metalloide zugegeben, die eine größere Affinität zum Sauerstoff aufweisen als die einzelnen Komponenten der zu reinigenden Legierungen. Hierfür haben sich als besonders günstig erwiesen: Ca, Ba, Be, Sr, Si, Mg, P usw. Es ist jedoch darauf zu achten, daß die durch Umsetzung entstandenen Oxyde nicht in der Schmelze zurückgehalten werden und Nester bilden, die ebenfalls eine Verringerung der Festigkeitseigenschaften der Legierungen zur Folge hätten, sondern abgeführt werden. Die Wahl des Mittels muß so getroffen werden, daß ein Oxyd entsteht, welches im Schmelzbad nach oben steigt, dort entweder verdampft oder vom Desoxydationsmittel aufgenommen wird. Man versetzt beispielsweise die vergießbaren Messing-Legierungen mit Phosphorkupfer, um den Sauerstoff zu entfernen, oder mit etwas Magnesium, welches Schwefeldioxyd entzieht.

Da bei den metallischen Desoxydationsmitteln die genau erforderliche Menge oftmals schwer zu errechnen und auch die Zeitdauer der eigentlichen Desoxydation nicht klar erkenntlich ist, kann es immer vorkommen, daß ein unverbrauchter Rest der Beimengungen von der Legierung aufgenommen wird und eine Schädigung derselben, z. B. ein Warmbrüchigwerden, zur Folge hat. Vielfach wird deshalb die Säuberung durch ein Schmelzmittel vollzogen, das in der Lage ist, die vorhandenen Oxyde oder die durch Aufspaltung der Verunreinigungen entstehenden Verbindungen zu lösen. Meistens enthalten solche Flüsse Borax, Borsäure, Soda, Pottasche, zyankalische Salze, Sublimat, Kupferchlorid, Zinkchlorid usw. Während die Desoxydation der Schmelze mittels Metallen und Metalloiden stets die Gefahr der Legierungsbildung in sich birgt, was eine Verschlechterung bedeutet, tritt bei der Desoxydation mittels Schmelzflüssen dieser Umstand nicht ein. Man hat beobachtet, daß beim Gießen oft Schlackenteile des Flußmittels mitgerissen werden, die die mechanischen Eigenschaften des Gußstückes herabsetzen. Durch sachgemäße Leitung kann dieser Vorgang vermieden werden.

Daß der Gebrauch von Schmelz-, Fluß- und Desoxydationsmitteln auch in der Edelmetallindustrie Eingang gefunden hat, ist selbstverständlich. Sind doch gerade die fertigen Waren dieses Geschäftszweiges verhältnismäßig zierlich und formenreich, zudem meist hochglanzpoliert, so daß das Aussehen stets einen Schluß auf die Beschaffenheit der Grundlegierung zuläßt, selbst wenn die Oberfläche eine Veredelung durch einen galvanischen Überzug, wie Gold, Silber, Platin oder Rhodium, erfahren hat, denn die niedergeschlagenen dünnen Schichten füllen die Unebenheiten des Grundmetalls nicht aus.

Feinsilber nimmt z. B. während des Schmelzens bei einer Temperatur von 1000° C ein 20faches seines Volumens Sauerstoff auf, ohne mit ihm eine Verbindung einzugehen, und gibt ihn wenig unterhalb des Erstarrungspunktes wieder ab. Mitunter ist dieser Vorgang so stark, daß die bereits erstarrte Oberfläche zerreißt. Durch Zusatz eines anderen Metalles, z. B. Kupfer, wird diese Erscheinung mehr und mehr vermindert und schließlich vollständig ausgeschaltet. Die Eigenschaft des Silbers, Sauerstoff aufzunehmen, ist aber hierdurch nicht aufgehoben. Dieser wird vielmehr durch die zugesetzte Kupfermenge gebunden und teils als Kupferoxydul in der Schmelze gelöst, teils als Kupferoxyd darin eingeschlossen. Beim Schleifen und Polieren zeigt dann solches Silber kommaförmige, dunkle Stellen, mitunter auch sog. Schiefer. Manchmal haben sich solche Einschlüsse zu Nestern zusammengeschlossen und treten auf dem fertigen Gegenstand spinnwebartig hervor. Deshalb muß bei den Silberlegierungen, trotz richtiger, d. h. zweckmäßig gewählter Zusammensetzung, eine spezifische Desoxydation vorgenommen werden; meist geschieht sie durch Zusatz von Phosphorkupfer, Berylliumkupfer oder Lithiumkupfer.

Um den Goldlegierungen besondere Farbnuancen und Eigenschaften zu geben, wird in der Hauptsache Kupfer zugesetzt. Dabei liegt naturgemäß die Gefahr einer Oxydation ständig vor, weshalb bei der Verarbeitung solcher Legierungen auf gußtechnischem Wege gleichfalls ein Desoxydationsmittel erforderlich ist. Solange es sich um Goldlegierungen, die nur Gold, Silber und Kupfer enthalten, handelt, ist Phosphorkupfer geeignet. Wenn aber für hochwertige und grazile Arbeiten noch weitere Komponenten, wie Platin, Palladium, Nickel oder Kobalt, hinzukommen, welche mit dem Phosphor niedrigschmelzende und brüchige Verbindungen eingehen, ist der Gebrauch dieses Desoxydationsmittels nicht zu empfehlen. Für hochplatinhaltige Goldlegierungen ist Mangankupfer geeignet, ferner einige Metallsalze.

Wie stark die reinigende, reduzierende und lösende Wirkung der Schmelzmittel ist, zeigt z. B. das Ausschmelzen einer stark verunreinigten Goldfeilung mit niedrigem Feingehalt, wo neben der Feilung Staub, Sand und organische Substanzen vorhanden sind. Bevor ein solcher Posten geschmolzen wird, müssen durch eine Vorglühung die organischen Substanzen vollständig verbrannt werden. Dabei oxydiert die Feilung sehr stark, und es wäre unmöglich, sie ohne Zugabe eines geeigneten Flußmittels zu einem König zusammenzuschmelzen. Im Gegenteil, es bliebe auch nach einer noch so langen Erhitzung stets nur eine schwammartige, stark verzunderte Masse zurück. Wird dagegen mit einem borax- oder, wenn nötig, salpeterhaltigen Schmelzpulver abgetrieben, so erhält man einen, wenn auch noch nicht vollkommen einwandfreien, König. Weiterhin beseitigen Pottasche und Soda die in der Feilung enthaltenen Reste nichtmetallischer Verunreinigungen, während ein Zusatz von Weinstein die reduzierende Wirkung des Flusses bedingt.

Aus den bisherigen Ausführungen geht hervor, daß das Schmelzen mit Flußmitteln eine hervorragende Stellung in der gesamten Schmelztechnik einnimmt. Es ist deshalb nicht verwunderlich, daß dieses Verfahren auch in der Zahntechnik große Bedeutung gewonnen hat und daß dem Praktiker heute mehr denn je daran gelegen ist, das richtige Mittel in die Hand zu bekommen. Wie ging man eigentlich seither in dieser Hinsicht vor?

Als man die Herstellung der Güsse noch in Ossasepia oder Formsand vornahm, schmolz man ein Vielfaches des notwendigen Gußmaterials in einem besonderen Tiegel und benutzte zum Schutze gegen Oxydation ein Abdeckmittel. Mit der Einführung des Vergießens der Metalle in Hohlformen aus gipshaltigen Einbettmassen wurde die Gewichtsmenge der zu gießenden Legierung stark vermindert. Da nun das Schmelzen in den meisten Fällen auf der Einbettmasse vorgenommen wurde, war ein Abdecken, wie oben erwähnt, nicht durchzuführen. Das Schmelzen der Legierungen erfolgt aber immer mit einer sauerstoffreichen Flamme, welche das Schmelzgut direkt trifft und somit eine Oxydation der unedlen Komponenten zwangsläufig hervorrief. Beim Niederschmelzen beobachtet man, daß die spiegelnde Metalloberfläche teilweise von Schlieren oder Punkten durchsetzt ist, vielleicht auch ein Opalisieren zeigt, Erscheinungen, die auf die Aufnahme von Metalloxyden, Gasen oder sonstigen Verunreinigungen zurückzuführen sind. Als Folge davon kann man an dem erhaltenen Gußstück schon mit dem bloßen Auge Porosität und Durchsetzung mit Oxydschlacken feststellen. Ein Flußmittel anzuwenden, das, wie beim Tiegelschmelzen, das ganze Schmelzbad bedeckt, ist beim Schmelzen auf der Einbettmasse nicht möglich, da die gebräuchlichen Schmelzmittel einen viel niedrigeren Schmelzpunkt als das Gußmittel haben und infolge ihrer großen Dünnflüssigkeit in die Hohlform gelangen. Dadurch wird aber der eigentliche Gußvorgang unmöglich gemacht.

Man kann diese Schwierigkeit jedoch beseitigen, wenn man die Schmelze gleich nach dem ersten Flüssigwerden mit einer kleinen Prise von Soda oder Borax bestreut. Borax hat, wie bereits vorher erwähnt, die vorzügliche Eigenschaft, die meisten Metalloxyde zu lösen; beim Erstarren bilden sich farbige Gläser. Sehr gut wirkt Soda beim Vorhandensein von Silikaten, die in Alkali oder Erdalkali-Karbonaten sehr leicht löslich sind. Zur gleichen Klasse zählen Pottasche, Glas, Natriumphosphat usw.

Bei der Betrachtung der Palladiumlegierungen, so, wie sie jetzt als neuer Edelmetallwerkstoff eingeführt wurden, zeigte sich, daß hier die Möglichkeit der Gasaufnahme besonders leicht gegeben ist und somit der Verwendung richtiger Schmelzmittel besondere Bedeutung zukommt. Reines Palladium neigt stark zur Aufnahme von Gasen; es ist bekannt, daß es ein Mehrhundertfaches seines Volumens an Wasserstoff aufnehmen kann. Die Gasaufnahme macht sich auch beim Schmelzen von Palladium in starkem Maße bemerkbar und kann die Dichtheit und Gleichmäßigkeit des Schmelzproduktes erheblich beeinträchtigen.

Nun verwendet man ja in der Zahntechnik kein reines Palladium, sondern Legierungen des Palladiums mit Silber, meistens auch Gold und außerdem noch einigen unedlen Zusätzen. Silber, wie Gold und ebenso die unedlen Zusätze haben dabei zur Folge, daß die Gasaufnahmefähigkeit des Palladiums mehr und mehr zurückgedrängt wird. Im besonderen müssen Gußlegierungen so zusammengesetzt sein, daß sie gegen Gase nicht zu empfindlich sind, unter der Voraussetzung, daß beim Schmelzen ein desoxydierender und entschlackender Zusatz verwendet wird. Man kann feststellen, daß sich die Palladium-Guß-Legierungen, wie sie die Scheideanstalten heute anliefern, unter Verwendung der üblichen Schmelzmittel beim ersten Gießen zu einem brauchbaren Werkstück verarbeiten lassen; immerhin ist die Aufnahme von Sauerstoff und anderen Gasen nicht ganz ausgeschlossen, weshalb der Schmelzvorgang einer sorgfältigen Überwachung bedarf.

Wenn es nun beim ersten Gießen eigentlich eine Selbstverständlichkeit ist, daß man ein dichtes und in seinen mechanischen Eigenschaften vollkommen befriedigendes Gußstück erhält, so trifft dies für wiederholt umgeschmolzenes Material nicht zu. Palladiumlegierungen neigen dazu, bei mehrfachem Umschmelzen porös zu werden. Ihr Gefüge wird dann durch Lunkerstellen unterbrochen und zeigt als Folge einen wesentlichen Rückgang der mechanischen Festigkeit.

In dieser Erkenntnis, daß bei Pd-Legierungen Borax oder die sonst üblichen Schmelzzuschläge, sofern sie nur einzeln angewendet werden, keine Gewähr für die Erzielung einwandfreier Güsse auch bei mehrmaligem Umschmelzen des Materials geben, wurde von der Firma Heraeus ein aus einer Mischung geeigneter Agenzien bestehendes Schmelzmittel ausgearbeitet, welches der Zusammensetzung der von Heraeus hergestellten Pd-Ag-Au-Legierungen Alba angepaßt wurde und bei der Verwendung gemeinsam mit den Alba-Legierungen eine vorzügliche Gußtechnik gewährleistet. Da es die Vorbedingung für ein wirtschaftliches Gußverfahren ist, daß der anfallende Gußkegel und Abfall zusammen mit einem zugesetzten Anteil neuer Legierungen weiterverarbeitet werden können, ist die Verwendung dieses neuen Desoxydationsmittels nicht nur im Interesse der Erzielung hochwertiger Güsse, sondern auch aus Gründen der Sparsamkeit anzuraten.

Die Anwendung des unter dem Namen Alba-Desoxydal im Handel befindlichen Salzgemisches geschieht so, daß beim Einschmelzen neuer Palladium-Silber-Gold-Legierungen das Pulver nach dem ersten Zusammensintern der Metallstücke aufgegeben wird. Für den Fall, daß sich nach dem vollständigen Verflüssigen noch eine opalisierende Schicht zeigt, streut man nochmals etwas Schmelzmittel auf und treibt bis zum Auftreten eines quecksilbrigen Spiegels. Dieser entsteht bei Metallmengen von etwa 10 g nach etwa 5—6 Sekunden, während bei einer doppelt so großen Metallmenge durchschnittlich 8—10 Sekunden benötigt werden. Der so erhaltene Guß besitzt eine glatte Oberfläche und zeigt durchschnitten vollkommene Dichtheit des Gußgefüges. Das Ausbringen guter Güsse ist gerade heute, wo die Teile einer Prothese grazil und vielgestaltig sind, von außerordentlicher Bedeutung.

An einigen Beispielen sei die Wirkung des neuen Desoxydationsmittels gezeigt. Werden Palladium-Silber-Gold-Legierungen z. B. fünfmal hinter-

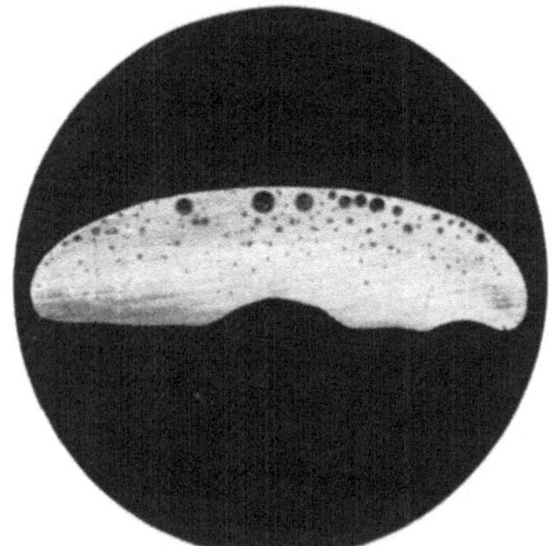

Abb. 1.

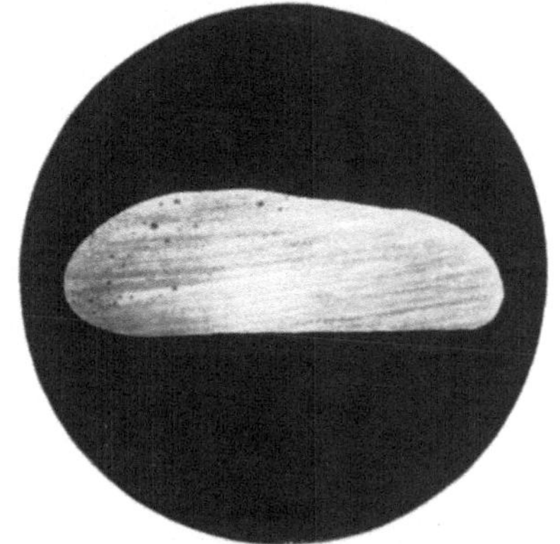

Abb. 2.

einander richtig durchgeschmolzen und dabei keinerlei Schmelzmittel gebraucht, so erhält man einen vollkommen mit Poren durchsetzten Gußkönig (Abb. 1). Außerdem wird das Schmelzgut mehr und mehr zähflüssig und schließt ein exaktes Ausfließen der Hohlform bei späteren Güssen aus.

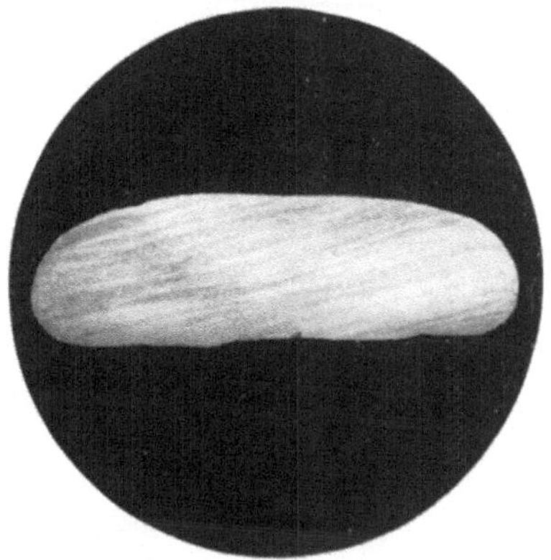

Abb. 3.

Bei der Verwendung von Borax als Abdeckmittel wird bei der gleichen Behandlung ein weitaus besseres Gußstück erzielt, doch finden sich darin noch Gasblasen und Oxydeinschlüsse vor, so daß von einer weiteren Verwendung des Königs zu hochwertigen Arbeiten abzusehen ist (Abb. 2).

Werden jedoch die 5 Umschmelzungen jeweils mit Alba-Desoxydal vorgenommen, so erhält man einen König von so dichtem Gefüge, wie dies in Abb. 3 dargestellt ist. Es können daher anfallende Gußkegel und Kanäle, sowie sonstige Abfälle der Alba-G-Legierung, ebenso wie es beim Gießen der Goldlegierungen der Fall ist, öfters umgeschmolzen und zu neuen

Arbeiten verwendet werden. Abgesehen von diesen Erfolgen, die erzielt werden, wenn man von vornherein Alba-Desoxydal als Schmelzmittel verwendet, ist es aber auch möglich, bereits verdorbene, blumenkohlartig aufgetriebene Gußreste durch ein- oder zweimaliges Umschmelzen auf Holz-

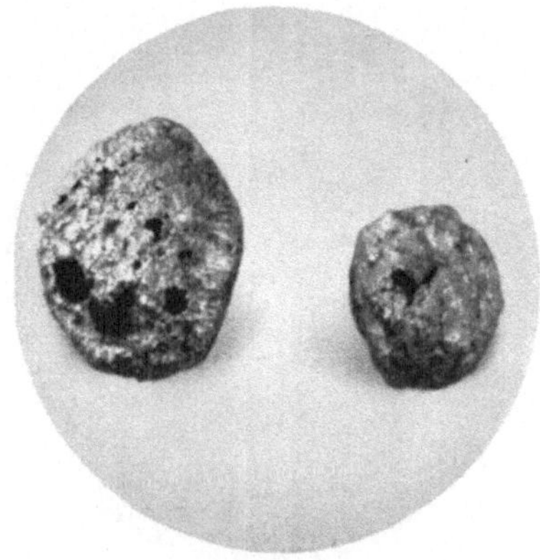

Abb. 4.

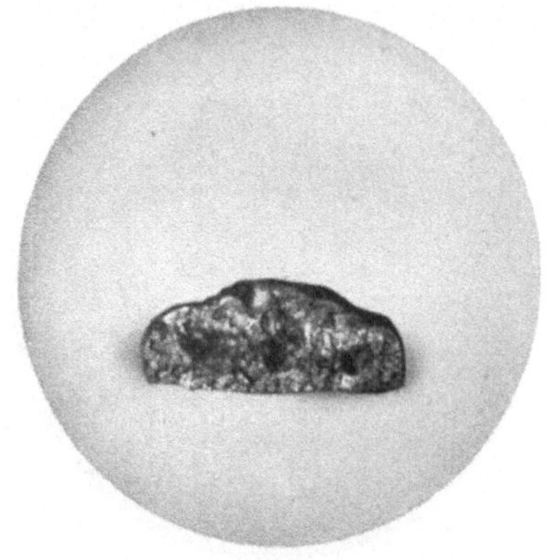

Abb. 5.

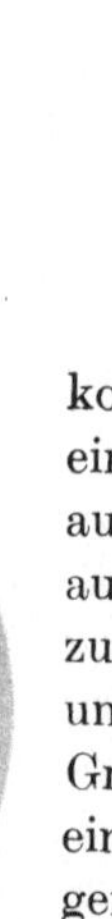

Abb. 6.

kohle unter Desoxydalzusatz zu einem glatten und sauberen König auszubringen. Das Gußmaterial hat auf diese Weise die für die Verwendung zu einem neuen Guß notwendige Güte und Dünnflüssigkeit wieder erlangt. Größere Mengen werden am besten in einem hessischen Tontiegel ordnungsgemäß etwa 6—10 Minuten lang gar getrieben.

In Abb. 4 sind 2 Könige dargestellt, wie sie meist beim Verarbeiten von Palladium-Silber-Gold-Legierungen nach dem 4. oder 5. Guß ohne Schmelzmittel erzielt werden. Neben der starken Aufnahme von Gas sind die Könige mit Oxydeinschlüssen versetzt. Beim Durchschneiden des einen Königs fiel die Sprödigkeit der verunreinigten Legierung auf, die zur Folge hatte, daß kein glatter Schnitt, sondern nur eine rauhe Bruchfläche entstand (Abb. 5). Der Erfolg nach vollständigem Umschmelzen mit Desoxydal und richtigem Gartreiben ist aus Abb. 6 zu ersehen.

In den vorstehenden Ausführungen wurde dargetan, daß bei der Herstellung von Zahnersatz vielfach der schmelztechnische Weg zur Anwendung kommt. Meist werden die Legierungen mit der einfachen Schmelzpistole verflüssigt und erfahren dadurch eine Veränderung ihrer Zusammensetzung. Mitunter ist die Beeinträchtigung so stark, daß die mechanisch-technologischen Eigenschaften nicht mehr den Anforderungen entsprechen. Für die seither verwendeten Gußgoldlegierungen sind geeignete Mittel bekannt und im Gebrauch; die neuen auf der Basis Palladium-Silber-Gold aufgebauten weißen Edelmetall-Legierungen können damit nicht behandelt werden. In Alba-Desoxydal ist jedoch für diese Legierungen ein Schmelzmittel geschaffen, das die Legierungen vor Aufnahme von Gasen schützt und eine Säuberung bereits verunreinigter Gußreste ermöglicht.

Die physikalischen Erscheinungen bei der thermischen Vergütung der Metalle durch Ausscheidung.

Von Dr. Max Auwärter, Hanau.

Seit der Entdeckung des Duralumins durch Wilms hat die Entwicklung der Metallographie ungeahnte Fortschritte gemacht. Die Beobachtung der Änderung technologischer Eigenschaften einer Legierung im Verlauf einiger Zeit, die Wilms am Legierungssystem Aluminium-Kupfer gemacht hat, mußte für die Erforschung der Metalle und ihrer Legierungen einen außerordentlichen Anreiz bieten. Es gibt tatsächlich wenige Erkenntnisse wissenschaftlicher Forschungen, welche für die Technik von größerem förderndem Einfluß gewesen wären, als gerade diejenigen, die bei der Untersuchung der thermischen Vergütung der Metalle durch Ausscheidung gewonnen worden sind.

Die thermische Vergütung der Metalle ist schon lange in der Hand des Praktikers das Mittel, dem Werkstoff Eigenschaften zu verleihen, wie sie ohne eine solche Behandlung nicht erreicht werden können. Die gesamte Entwicklung der Stähle mit den unerwarteten Verbesserungen nach allen Richtungen hin, hat letzten Endes ihre Ursache in der richtigen Anwendung der dem Werkstoff spezifischen Wärmebehandlung.

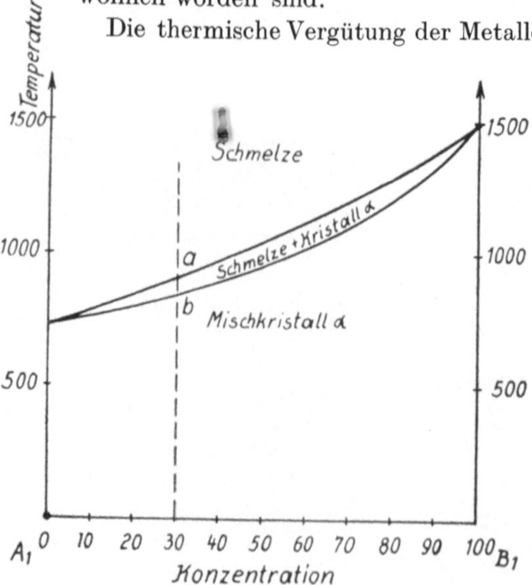

Abb. 1. Zustandsschaubild einer Legierung mit den Komponenten A_1 B_1 ohne Mischungslücke (Mischkristalle).

Die Voraussetzung, die zu diesen Erfolgen verhalf, war die systematische Anwendung der physikalischen und chemischen Untersuchungsmethoden. Diese

Methoden sind unter sich zur Erforschung der Vorgänge bei der Ausscheidung von gleicher Wichtigkeit. Wie sie zur Deutung von Erscheinungen zu benutzen sind, soll an Hand der Änderung technologischer Eigenschaften vergütbarer Systeme gezeigt werden. Die Feststellung von Haltepunkten, die durch Wärmetönung bedingt sind, werden zur Kennzeichnung der Liquidus- und Soliduspunkte benutzt. Die Bestimmung der elektrischen und magnetischen Größen, z. B. der Leitfähigkeit und deren Temperaturkoeffizient, der Thermokraft, der Koerzitivkraft, sowie die Messung der linearen Ausdehnung, die Röntgen- und Schliffanalyse, geben, zusammengenommen, im allgemeinen genügend Unterlagen zur Klärung der Vorgänge. Weiterhin sind wir mit ihnen in der Lage, die erhaltenen Ergebnisse zu verallgemeinern. Die daraus gewonnene Theorie aber gibt die Möglichkeit, die überhaupt erreichbaren Eigenschaften einer speziellen, durch Aushärtung vergütbaren Legierung teilweise vorauszusagen. Dies ist besonders für die richtige Anwendung der Wärmebehandlung erwünscht.

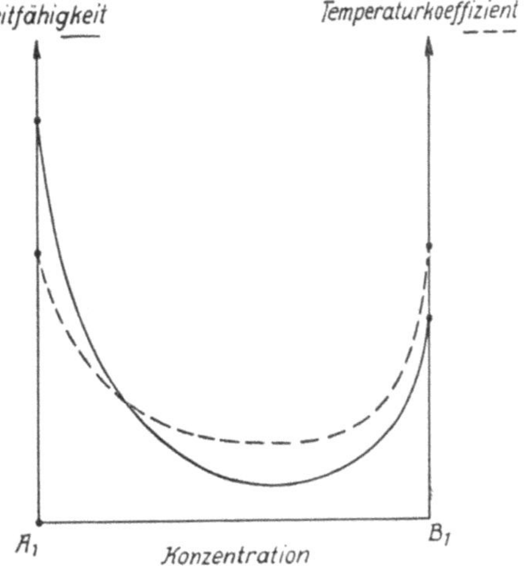

Abb. 2. Kurven der elektrischen Leitfähigkeit und ihres Temperaturkoeffizienten in Abhängigkeit der Konzentration der Komponenten A_1 und B_1 (reine Mischkristalle ohne Mischungslücke).

Die Voraussetzungen, die für das Vorliegen einer aushärtbaren Legierung nötig sind, sollen im folgenden an einfachen Beispielen entwickelt werden.

Die Abb. 1 zeigt das Zustandsschaubild eines Legierungssystems mit den Komponenten A_1 und B_1. Bei einer Temperatur oberhalb 1500° ist jede Zusammensetzung des gezeichneten Systems flüssig. Wird beispielsweise eine Legierung der Zusammensetzung 70% A_1 plus 30% B_1 von 1500° C abgekühlt, dann treten an den Punkten a und b Unstetigkeiten in der Abkühlungskurve auf. Die Art des Verlaufs der Kurve sagt weiterhin, daß im festen Zustand ein Mischkristallgefüge vorliegt. Da ein solches Gefüge aus e i n e r Art von Kristallen besteht, heißt es e i n p h a s i g. Welchem Kristallsystem dabei der Mischkristall angehört, ist gleichgültig. Die Messung der elektrischen Leitfähigkeit und ihres Temperaturkoeffizienten in Abhängigkeit der Zusammensetzung ist in Abb. 2 gezeichnet. Der Verlauf

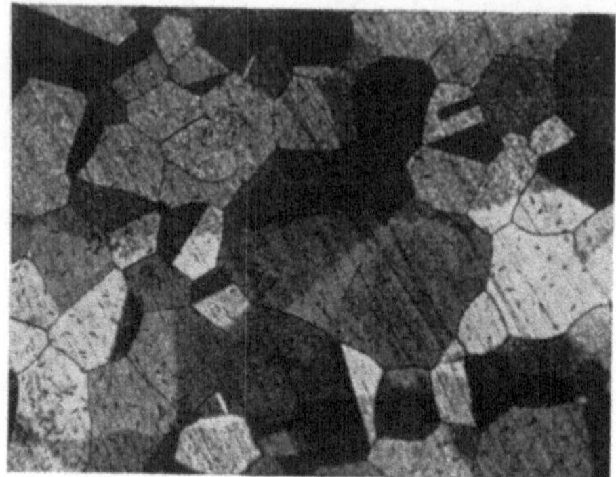

Abb. 3. Gefügebild eines Mischkristalls.

der Kurven entspricht ungefähr einer Kettenlinie, die zwischen den Punkten der Leitfähigkeit der reinen Metalle ausgespannt ist. Das Schliffbild eines Mischkristallgefüges zeigt Abb. 3.

Anders liegen die Verhältnisse bei einem System wie es in Abb. 4 wiedergegeben ist. Durch die Linien $fabA_2f$ und $gcdB_2g$ werden Gebiete abgegrenzt, die Mischkristalle besitzen. Die Kristallart des Gebietes $fabA_2f$ heiße α, die von $gcdB_2g$ β. Der Linienzug $baecdb$ grenzt nun einen Bereich ab, in dem gleichzeitig die beiden Kristallarten α und β vorhanden sind.

Das Schliffbild (Abb. 5) zeigt den Aufbau des Gefüges, das in diesem Bereich vorliegt. Charakteristisch dafür ist das feinkörnige Gemenge der 2 Kristallarten, die gleichmäßig über das ganze Metallstück verteilt sind.

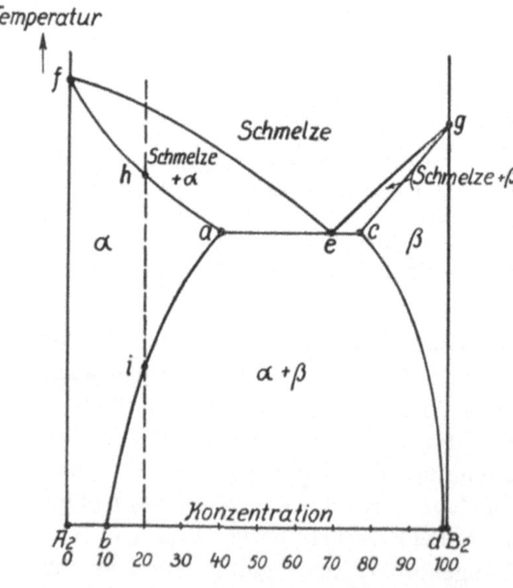

Abb. 4. Zustandsschaubild einer Legierung mit den Komponenten A_2B_2 mit Mischungslücke.

Der Linienzug $baecdb$ begrenzt also die vollkommene Löslichkeit der beiden Metalle A_2 und B_2 ineinander; sie besitzen eine Mischungslücke. Innerhalb des Linienzugs hat das System ein eutektisches Gefüge.

Dieses System enthält also 2 Bereiche mit homogenem Gefüge und einen weiteren Bereich, in dem ein heterogener Zustand herrscht. Die Gebiete sind durch gekrümmte Linienzüge ab und cd voneinander abgetrennt. Diese Linien sind, wie leicht zu ersehen ist, Gleichgewichtslinien zwischen dem homogenen und heterogenen Zustand.

Wird eine Schmelze der Zusammensetzung 80% A_2 und 20% B_2 abgekühlt, dann bilden sich analog der Betrachtung des Systems A_1, B_1 (Abb. 1) nach dem Unterschreiten des Punktes h (Abb. 4) Mischkristalle α, die im Punkte i mit der Kristallart β so im Gleichgewicht stehen, daß von diesen gerade noch keine gebildet werden können. Nach dem Unterschreiten der Gleichgewichtsgeraden $a\,i\,b$ stellt sich nun der zweiphasige heterogene Zustand ein. Dies äußert sich in der elektrischen Leitfähigkeit ebenfalls in sehr markanter Art, wie dies die Abb. 6 wiedergibt.

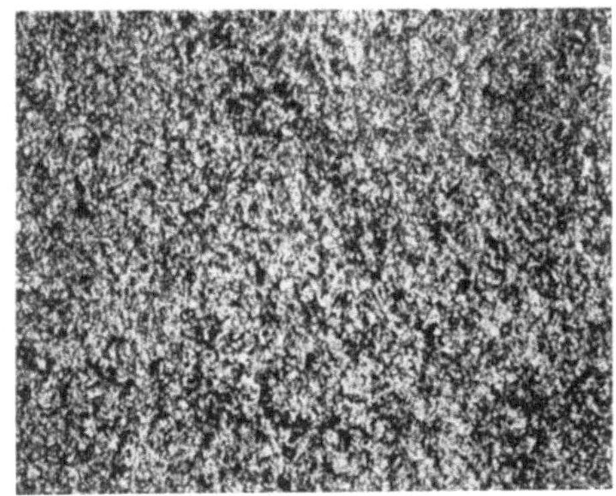

Abb. 5. Gefügebild einer zweiphasigen heterogenen Legierung.

Ein solcher Zerfall des Gefüges aus einem homogenen in einen heterogenen Zustand erfolgt im allgemeinen nur sehr langsam. Der Grund dafür liegt in der geringen Wanderungsgeschwindigkeit der Atome im festen Zustand der Metalle. Nun läßt sich diese Trägheit des Umwandlungsverlaufs für die vorliegenden Betrachtungen glücklich auswerten. Wird nämlich die Legierung 80% A_2 plus 20% B_2, nachdem sie bei 700° C homogenisiert wurde, abgeschreckt, dann gelingt es, einen instabilen homogenen Zustand bei Zimmertemperatur aufrechtzuerhalten, dessen Gefügebild demjenigen eines Mischkristalls gleich ist. Der Zerfall dieses instabilen Zustandes ist fast immer bei Zimmertemperatur so langsam, daß er auch über lange Zeiträume nicht beobachtbar ist.

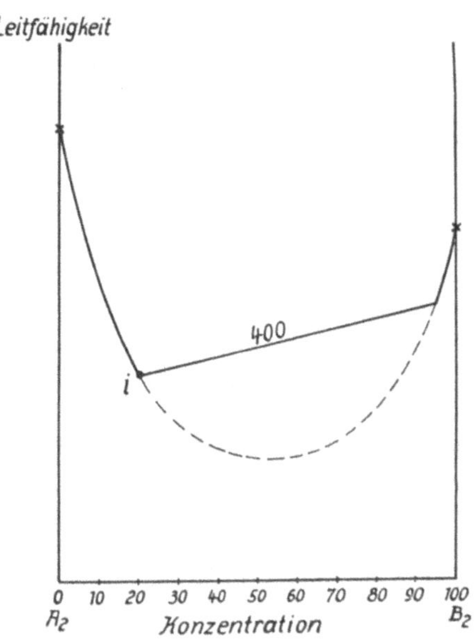

Abb. 6. Kurve der elektrischen Leitfähigkeit in Abhängigkeit der Konzentration der Komponenten A_2 B_2 mit Mischungslücke.

Durch Temperaturerhöhung ist es nun möglich, die Diffusions- oder Wanderungsgeschwindigkeit der Atome so zu vergrößern, daß sie innerhalb kurzer Zeit zum Zerfall des instabilen Zustandes des Mischkristalles führen. Voraussetzung ist naturgemäß, daß diese Anlaßzeit unterhalb der dem Punkte i der Gleichgewichtsgeraden entsprechenden Temperatur angewandt wird. Einen Vergleich der Brinellhärte der Legierung mit den verschiedenen Zuständen der Gleichgewichte in Abhängigkeit der Anlaßtemperatur bei konstanter Zeit zeigt die theoretische Kurve in Abb. 7.

Die bei dem Zerfall der homogenen Phase auftretende Härtesteigerung ist aber nichts anderes, als die Vergütung einer Legierung durch Ausscheidung. Dieses Beispiel zeigt also, welche Voraussetzungen vorhanden sein müssen, um die Vergütung eines Werkstoffes erreichen zu können und es gibt zugleich die Vorschrift, in welcher Art die Vergütungsbehandlung durchzuführen ist.

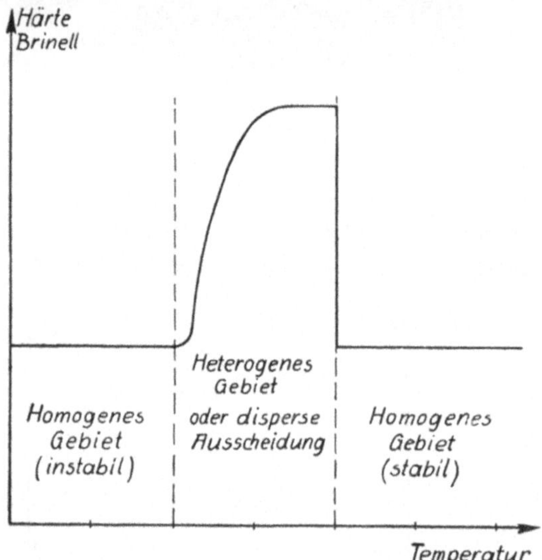

Abb. 7. Die Änderung der Härte als Funktion der Vergütungstemperatur bei konstanter Vergütungszeit.

Umfangreiche Untersuchungen haben jedoch gezeigt, daß die physikalischen Vorgänge bei der Ausscheidung nicht mit solchen einfachen Vorstellungen zu vereinbaren sind. Vergütbare Legierungen, deren Aushärtung durch Röntgen- und Schliffanalysen verfolgt werden, zeigen teilweise die Erscheinung, daß maximale Härteeffekte auftreten, ohne daß im Röntgen- oder Schliffbild auch nur eine Andeutung einer zweiten Phase zu erkennen ist. Arbeiten, die von Tamann, Sachs[1], Dehlinger[2], Masing und Gerlach[3] durchgeführt wurden, geben ein physikalisches Bild der Vorgänge, das im großen und ganzen mit den experimentellen Ergebnissen im Einklang steht.

Die folgenden Abbildungen zeigen teils schematisch, teils an Legierungssystemen charakteristische Widersprüche zu der grobbildlichen Anschauung, die die Aushärtung einer Legierung durch den Zerfall der homogenen Phase in den heterogenen Zustand zu erklären sucht. So zeigt die Abb. 8 den

Vergütungseffekt einer Legierung in Abhängigkeit der Anlaßzeit und der Anlaßtemperatur. Typisch dafür ist der Vergleich der Kurven 300° C und 380° C. Während also bei niedriger Temperatur ein maximaler Vergütungseffekt erst bei sehr langer Vergütungszeit erreicht wird, läßt sich ein solcher bei höherer Temperatur infolge der größeren Diffusionsgeschwindigkeit der Atome durch wesentlich kürzere Behandlungszeit gewinnen. Allerdings ist oft im letzten Fall das Vergütungsmaximum nicht so hoch wie im ersten. Es ist deshalb anzunehmen, daß bei der Ausscheidung 2 Vorgänge gleichzeitig ablaufen, wovon der eine eine Erhöhung der Härte bewirkt, während der andere dieses Bestreben aufheben möchte.

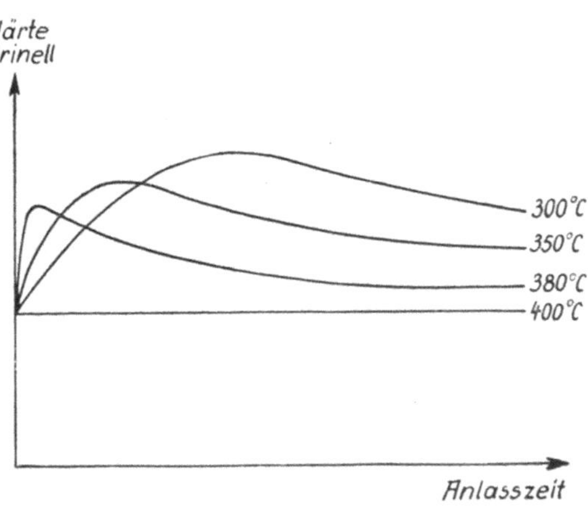

Abb. 8. Abhängigkeit der Härte von der Anlaßzeit bei jeweils konstanter Temperatur.

Die Abb. 9 zeigt die Änderung der elektrischen Leitfähigkeit in Abhängigkeit der Zusammensetzung und der Vergütungstemperatur. Die Kurve bei 450° C widerspricht ebenfalls den gemachten Vorstellungen, denn jegliche Ausscheidung müßte statt einer Erniedrigung eine Erhöhung der elektrischen Leitfähigkeit für eine bestimmte Konzentration der Legierungskomponente gegenüber der gleichen Konzentration des Mischkristalls bewirken.

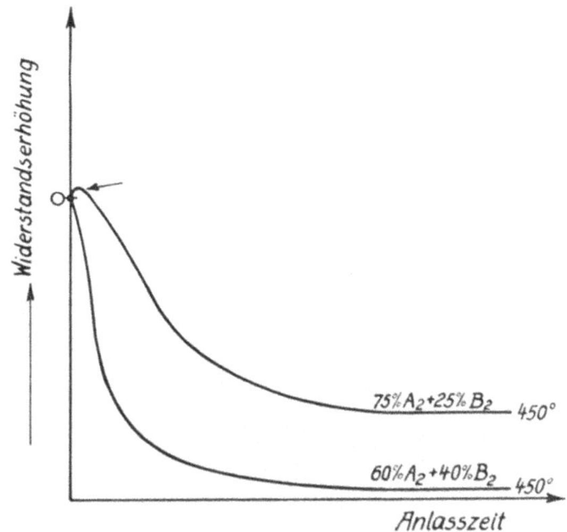

Abb. 9. Widerstandserhöhung durch Ausscheidung. (←)

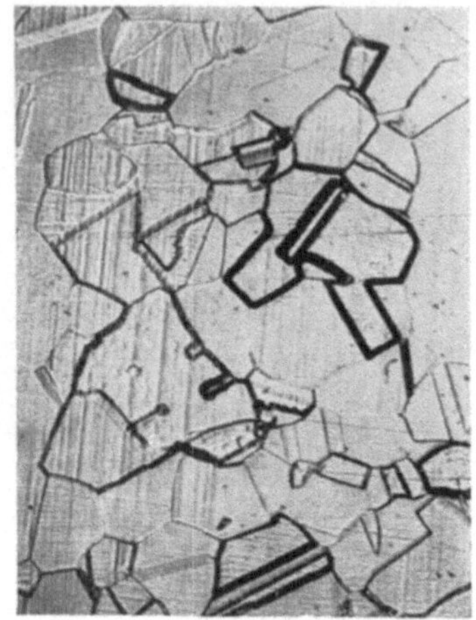

Weicher Zustand. Härte 105 Brinell.

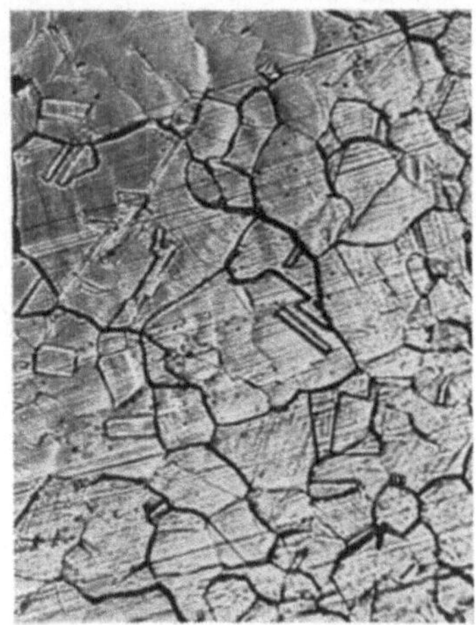

Maximal vergütet. Härte 230 Brinell.

Abb. 10. Schliffbilder der unvergüteten und vergüteten Legierung: 33 % Palladium, 54,5 % Silber, 5 % Gold, 7 % Kupfer, 0,5 % Eisen.

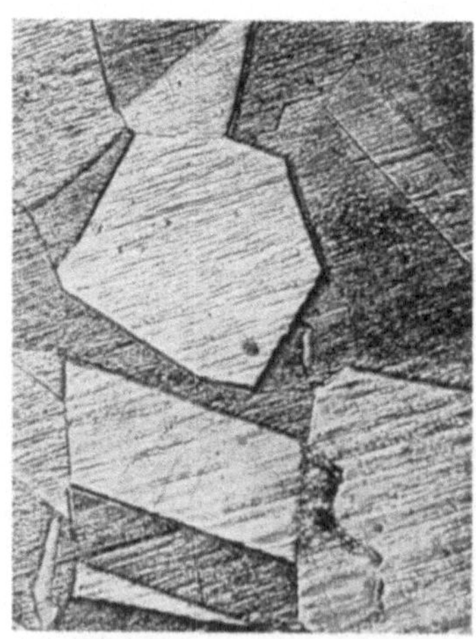

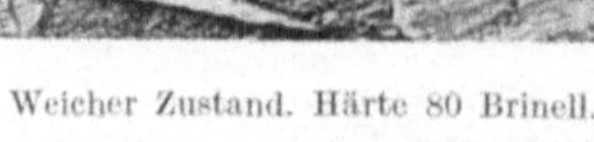

Weicher Zustand. Härte 80 Brinell.

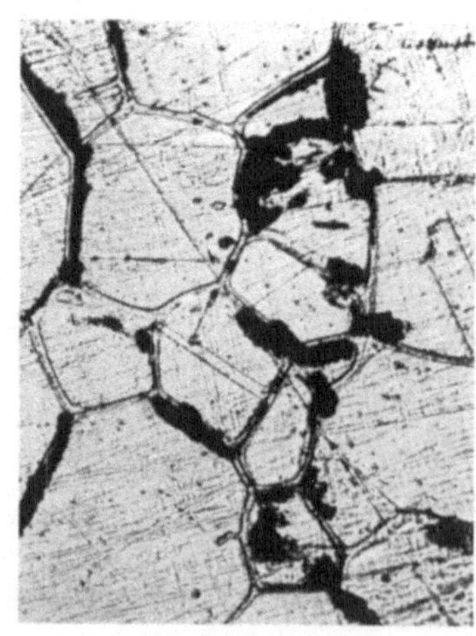

Maximal vergütet. Härte 165 Brinell.

Abb. 11. Schliffbilder der unvergüteten uud vergüteten Legierung: 33 % Palladium, 54,5 % Silber, 5 % Gold, 7 % Kupfer, 0,5 % Zinn. Im vergüteten Zustand zeigen sich in den Korngrenzen Ausscheidungen.

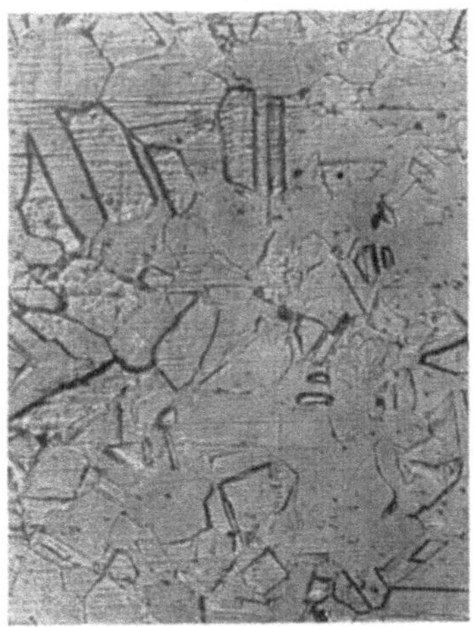

Weicher Zustand.

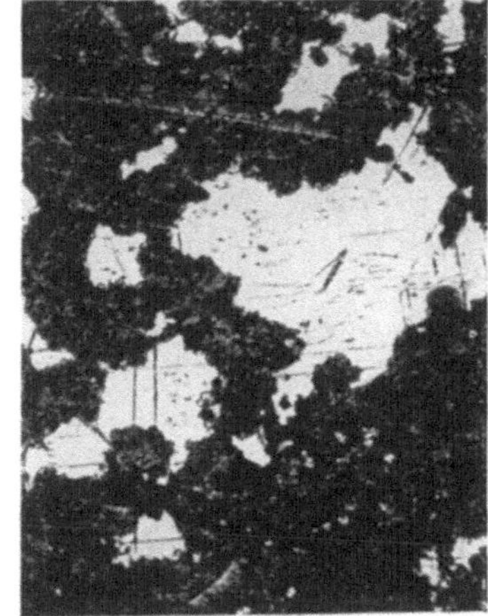

Maximal vergütet.

Abb. 12. Schliffbilder der unvergüteten und vergüteten Legierung: 33 % Palladium, 54,5 % Silber, 5 % Gold, 7 % Kupfer, 0,5 % Kobalt. Im vergüteten Zustand zeigen sich sehr starke Ausscheidungen.

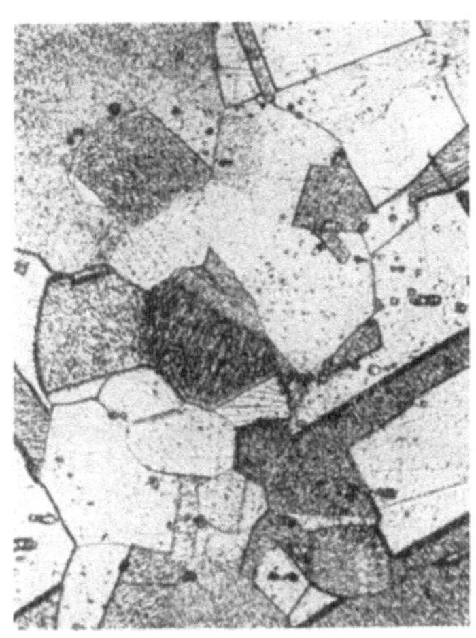

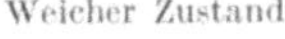

Weicher Zustand.

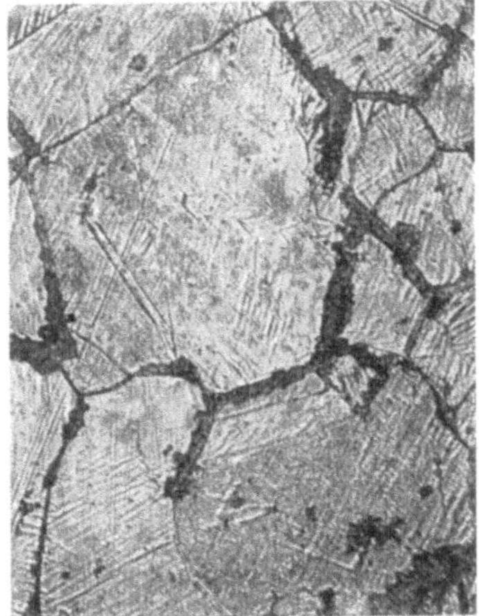

Maximal vergütet.

Abb. 13. Gefügebilder einer vergütbaren Legierung im unvergüteten und vergüteten Zustand, siehe Abb. 14.

Ähnliche, der Vorstellung heterogener Ausscheidung widersprechende physikalische Änderungen zeigen oft die Dichte und der zu erwartende Wert der Gitterkonstanten. Wie mannigfaltig sich die Auswirkung schon geringer Zusätze zu einer Legierung im Ausscheidungsbild zeigen, soll in den vorstehenden Abbildungen wiedergegeben werden:

Als Grundlegierung wird die Zusammensetzung 33% Pd, 54,5% Ag, 5% Au verwendet. Während eine Legierung durch Zusatz von 0,5% Fe und 7% Cu eine Härtesteigerung von 105 auf 230 Brinell bei maximaler Vergütung erfährt, zeigt das Schliffbild noch nicht das Auftreten einer zweiten Phase (Abb. 10). Wird Eisen durch Zinn ersetzt, dann ergibt sich ein vollkommen anderes Bild (Abb. 11). Hier treten an den Korngrenzen typische Ausscheidungserscheinungen auf, die sich im Röntgenbild als zweite Phase bemerkbar machen. Die Härtesteigerung dieser Legierung geht von 80 Brinell im homogenen Zustand auf 165 Brinell bei maximaler Vergütung. Hier ist also kein Vorauseilen der maximalen Vergütung vor dem Auftreten der zweiten Phase zu beobachten. Sehr schön ist das Fortschreiten der Ausscheidung bei der Legierung mit einem Zusatz von 0,5% Co zu sehen (Abb. 12).

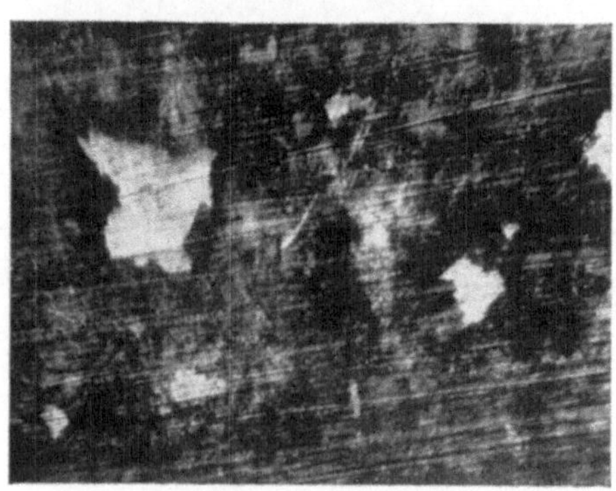

Übervergüteter Zustand.

Abb. 14. Gefügebild der Legierung Abb. 13 in übervergütetem Zustand.

Ein Beispiel für das Auftreten des zweiphasigen Zustandes im Röntgenbild und im Schliffbild zeigen die Abb. 13, 14 und 15. Um den Effekt deutlich zu machen, wurden die Aufnahmen mit einem stark übervergüteten Material gemacht.

Um das Folgende verständlich zu machen, ist es notwendig, einige Betrachtungen über den inneren Aufbau der Metalle anzuführen:

Alle Elemente sind aus kleinsten, für ihre Eigenschaften charakteristischen Körpern zusammengebaut. Diese Körper heißen Atome. Nun zeigen die Metalle ganz allgemein die Eigentümlichkeit, daß die Anordnung der Atome ganz bestimmten physikalischen Gesetzmäßigkeiten unterliegt. Diese läßt sich grobbildlich mit dem Aufbau eines Mauerwerks aus Backsteinen vergleichen. Dabei ist es so, daß das Aufbauelement Atom dem einzelnen Aufbaukörper Backstein entspricht. Wie jeder Backstein mit dem nächsten ungefähr gleiche Größe und gleiche Form aufweist, so ist es auch bei den Atomen der einzelnen Elemente der Fall, d. h. also, der Abstand zweier Atome ist, in einer bestimmten Richtung betrachtet, im Mittel ebenso konstant, wie dies bei einem Mauerwerk zwischen den einzelnen Backsteinen der Fall ist. Um das Bild noch zu vereinfachen, seien die Atome als kugelförmige Gebilde angenommen. Diese Kugeln sind nun im Metall oft so zusammengefügt, daß ihre Mittelpunkte auf Geraden angeordnet sind, die aufeinander senkrecht stehen. Es läßt sich nun leicht vorstellen,

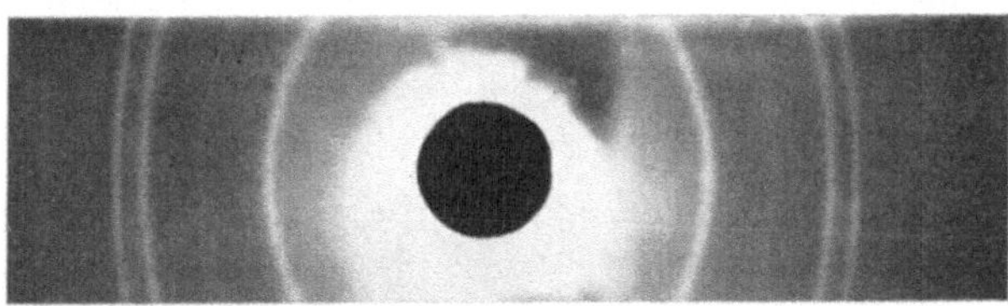

Weicher homogener Zustand

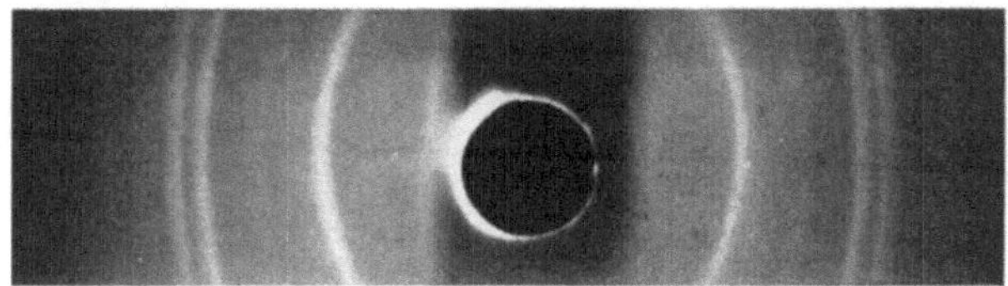

Übervergüteter Zustand

Abb. 15. Röntgenaufnahmen (Debye-Scherrer-Aufnahmen) einer vergütbaren Legierung im homogenen und übervergütetem Zustand. (Auftreten von Doppellinien.)

daß bei diesem Aufbau ein gitterartiger Zustand erreicht wird, wie er schematisch in Abb. 16 dargestellt wird.

Im Prinzip tritt nun keine Änderung dieses Aufbaues ein, wenn zwei verschiedene Atomarten miteinander vermengt werden. Da die Atome verschiedenen Elementen angehören, besitzen sie verschiedene Größen, also verschiedene Durchmesser. Die Materie baut sich nun so auf, daß durch das Einfügen solcher neuer Atome in das Grundgitter der Abb. 16 ein neues Gitter mit anderen Konstanten entsteht. Ein Beispiel dafür zeigt die Abb. 17. Der zuletzt betrachtete metallische Stoff heißt Legierung Daß durch das Einfügen fremder Atome in das Grundgitter eine Störung der vorhergehenden Kräftegleichgewichte stattfinden muß, ist ohne weiteres erklärlich.

Eine weitere Eigentümlichkeit einer solchen gittermäßigen Anordnung ist die Bewegung der einzelnen Atome im Gitterverband. Diese äußert sich dadurch, daß die Atome um eine theoretische Ruhelage schwingen und daß diese Schwingungen mit der Erhöhung der Temperatur immer größer werden. Erreicht die Amplitude einer solchen Schwingung einen bestimmten Wert, dann verläßt das Atom den ihm vorher durch die Kräfteverteilung zugewiesenen Platz und sucht sich an irgendwelcher Stelle des Gitters eine neue Gleichgewichtslage. Die Möglichkeit, daß eine solche Wanderung eines Atomes im Gitterverband der Metalle besteht, liegt darin,

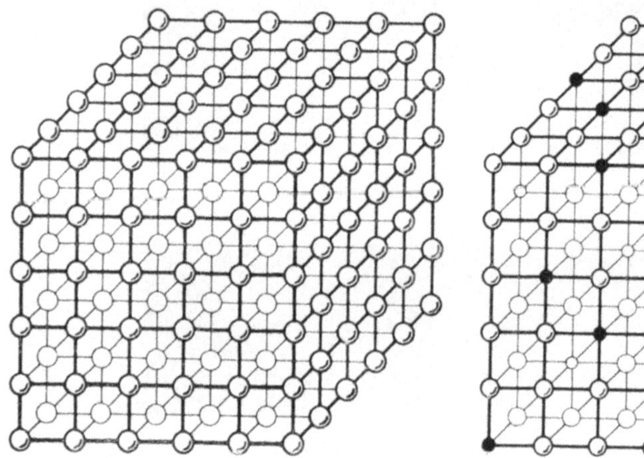

Abb. 16. Schema eines Gitters aus einer Atomart.

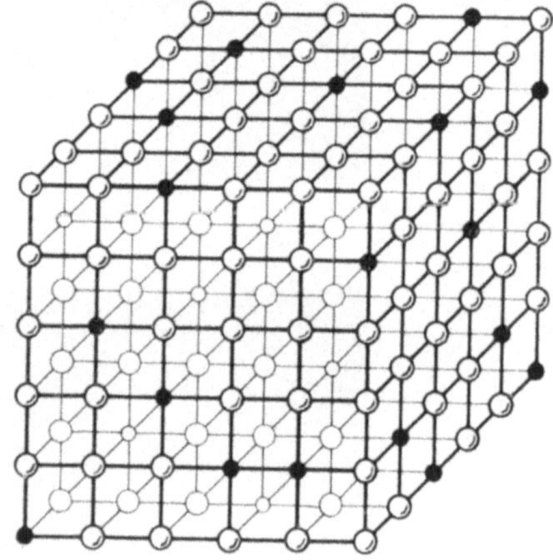

Abb. 17. Schema eines Gitters mit zwei verschiedenen Atomarten. Binäre Legierung.

daß der Aufbau eines solchen Gitters oft durch Unregelmäßigkeiten in der Art von Lücken gestört ist. Solche Unregelmäßigkeiten finden sich vor allem an den Begrenzungsflächen eines Gittergebildes, das eine gewisse Größe erreicht hat. Diese maximale Größe des ungestörten Gitters wird später zur Erklärung der Vergütungsvorgänge bei den Betrachtungen Dehlingers mit dem Begriff der Mosaikstruktur gleichgesetzt.

Mit Hilfe dieser Gittervorstellungen lassen sich die mannigfaltigen Erscheinungen bei der Ausscheidung, die sich mit den seitherigen Betrachtungen zu keinem geschlossenen Bild ordnen lassen, erklären. Sie werden nun im folgenden durch die Untersuchungen und Überlegungen Dehlingers[2] zu einem, den allgemeinen Erfahrungen nicht widersprechenden System zusammengefaßt.

Während früher die sog. wachstummäßige Ausscheidung zur Deutung der Vergütung angewandt wurde, ist durch die Arbeiten von Kurdjumow und Sachs[4] eine neue Vorstellung, die dann gleichzeitig experimentell belegt wird, entwickelt worden. Im einphasigen Zustand sind die die binäre Legierung bildenden 2 Atomarten statistisch verteilt und bilden dabei ein Gitter mit bestimmten Konstanten. Abb. 18 stellt schematisch den Gitteraufbau der Legierung dar. Wird nun diese Legierung bei geeigneter Temperatur vergütet, dann können sich 2 in ihrer Art wesentlich ver-

o = überwiegende Atomart
x = in geringerer Menge vorhandene Atomart

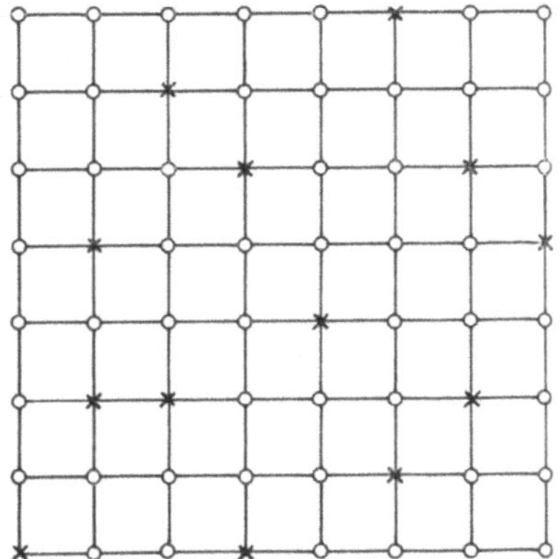

Abb. 18. Schema des Gitters einer Legierung im weichen homogenen Zustand.

schiedene Vorgänge abspielen, wobei allerdings der zuletzt erreichte Gleichgewichtszustand für beide gemeinsam ist. Die schon oben erwähnte wachstumsmäßige Ausscheidung nimmt an, daß das Grundgitter (Abb. 18) so zerfällt, daß sich einmal die beiden Phasen des endgültigen Gleichgewichtszustandes neben dem Grundgitter vorfinden (Abb. 19) und nach Beendigung des Zerfalls nur noch der zweiphasige Zustand vorhanden ist (Abb. 20). Bei der wachstummäßigen Ausscheidung müssen sich beide Atomarten gleichzeitig bewegen. Röntgenanalysen, die während des ganzen Ausscheidungsverlaufs durchgeführt werden, ergeben immer nur die Röntgenlinien der beiden Endphasen und diejenigen der homogenen Phase, oder nur die Röntgenlinien der Endphasen selbst. Anders ist es bei der stetigen Ausscheidung. Das Gitter der Abb. 18 zerfällt hier so, daß neben einer der Endphasen (Komponente der geringeren Konzentration) ein Zwischengitter auftritt (Abb. 21), das nach dem vollständigen Zerfall in das Gitter der zweiten Endphase übergeht (Abb. 22). Die Röntgenaufnahmen zeigen also in diesem Fall für den Ausscheidungsverlauf neben den Linien der in geringerer Menge auftretenden Endphase weitere Linien eines Gitters, das sich während des Ausscheidungsprozesses stetig ändert. Sehr wichtig für die stetige Ausscheidung, im Gegensatz zur wachstumsmäßigen, ist das Wandern von den nur in geringerer Menge auftretenden Atomen. Reaktions-

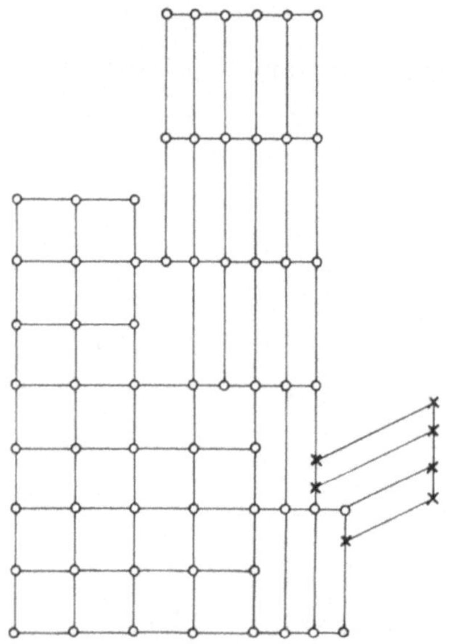

Abb. 19. Zwischenzustand bei der wachstumsmäßigen Ausscheidung.

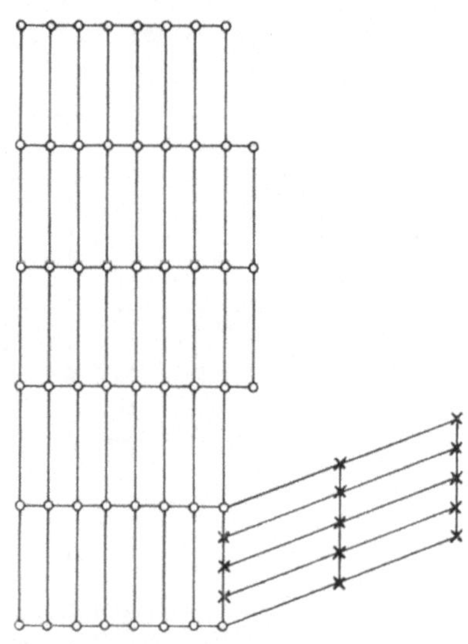

Abb. 20. Endzustand bei der wachstumsmäßigen Ausscheidung, zweiphasig.

kinetisch gesehen, ist also die stetige Ausscheidung die wahrscheinlichere. Allerdings ist es so, daß bei der Verfolgung der Ausscheidung mit Hilfe der Röntgenanalyse immer nur mit Sicherheit die stetige Umwandlung nachgewiesen werden kann.

Für viele Legierungssysteme ist es charakteristisch, daß einmal der Vergütungseffekt, zum anderen die Vergütungsgeschwindigkeit von der Vorverformung des Materials abhängig ist. Bei der Messung des Härtungseffektes wirkt sich dies dann so aus, daß zusätzlich noch zu der Endhärte die Differenz zwischen der Härte im verarbeiteten und im weichgeglühten Zustand zu addieren ist. Restlos befriedigende Erklärungen für die Erscheinung sind bis jetzt noch nicht gefunden worden.

Die vorstehenden theoretischen Betrachtungen setzen für das Vorhandensein einer Ausscheidung das Erscheinen einer zweiten Phase voraus. Nach früher angeführten Ergebnissen aber wird dadurch das Voraneilen des Vergütungseffektes vor dem Erscheinen der zweiten Phase noch nicht erklärt. Die scheinbar im Schliffbild als einheitlich zu sehenden Kristalle sind, wie dies vorher beschrieben wurde, so aufgebaut, daß sie sich aus bedeutend kleineren, in sich einheitlichen Kristallblöcken zusammenbauen. Dieser submikroskopische Zustand des kristallinen Aufbaues wurde mit dem Begriff

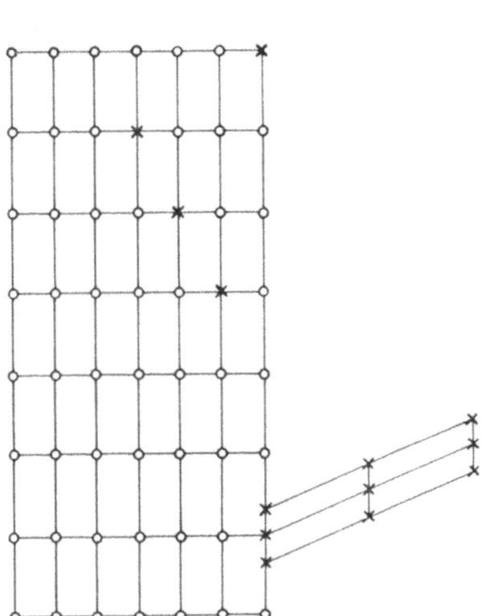

Abb. 21. Zwischenzustand bei der stetigen Ausscheidung, 1 Phase ist ein Zwischengitter.

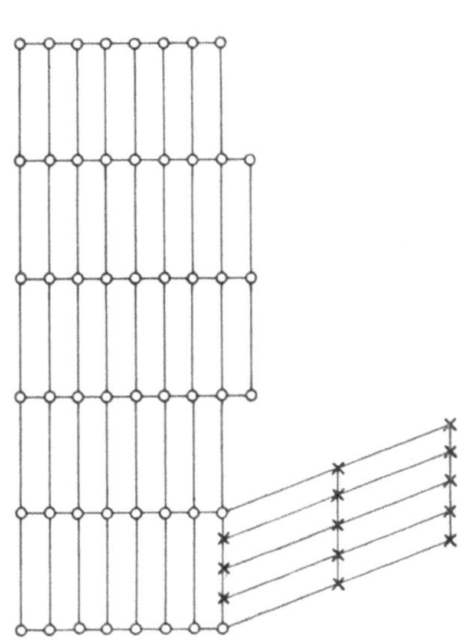

Abb. 22. Endzustand bei der stetigen Ausscheidung, zweiphasig.

der Mosaikstruktur gleichgesetzt. Die einzelnen Blöcke haben dabei nur wenig abweichende Achsenrichtungen gegenüber der Achse des aus ihnen aufgebauten Kristalls. Immerhin aber sind zwischen den einzelnen Mosaikblöcken gestörte Stellen des Gitters, die sicher energieärmer sind. Beginnt nun bei einer vergütbaren Legierung die Ausscheidung infolge Temperaturerhöhung, dann wandern aus den Mosaikblöcken die Atome der in geringerer Menge vorliegenden Atomart nach diesen energieärmeren Stellen. Es ist jedoch noch nicht möglich, daß sie in diesem Zustand ein Gitter bilden. Die Vorstellung geht nun dahin, daß durch das Auffüllen dieser energieärmeren, in Form einer Mulde zu veranschaulichenden Gebiete die Festigkeit zwischen den Mosaikblöcken anwächst. Dies ist dann besonders erklärlich, wenn Störstellen oder Fehlstellen des Gitters vorhanden sind, die sich ja auch gerade an den Grenzen der Mosaikblöcke befinden. Schreitet der Ausscheidungsvorgang fort, dann sammeln sich die an den Grenzen der Mosaikblöcke sitzenden Atome und bilden nach genügend großer Anhäufung ein eigenes Gitter, d. h. der heterogene Zustand setzt ein. Damit kann dann infolge der Aufhebung der verfestigten Stellen zwischen den Mosaikblöcken eine Verminderung der Festigkeit eintreten.

Es ist nun erklärlich, daß die Möglichkeit besteht, trotz eines hohen Vergütungseffektes mit keiner physikalischen Untersuchungsmethode die Anwesenheit einer zweiten Phase feststellen zu können. Die hochdisperse Verteilung der Atome zwischen den Mosaikblöcken kann infolge des fehlenden Gitters naturgemäß nicht durch Röntgenanalysen oder gar Schliffanalysen beobachtet werden. Erst durch die weitere Verfolgung der Ausscheidung als Funktion der Vergütungszeit kann die Wahrscheinlichkeit für das Vorhandensein der hochdispersen Verteilung der Atome extrapoliert werden. Dafür spricht auch die für die Praxis so bedeutungsvolle Erhöhung der Korrosionsbeständigkeit vergütbarer Legierungen, die bei maximaler Härte noch keine zweite Phase aufweisen. Das Auftreten der zweiten Phase wirkt sich aber infolge interkristalliner Korrosion fast immer verhängnisvoll aus.

Wenn es auch bis heute noch nicht gelungen ist, mit den aus den physikalischen Untersuchungen über die Ausscheidung in Metallegierungen gewonnenen Erkenntnissen ein lückenloses Bild der Vorgänge aufzubauen, so setzen doch die erhaltenen Ergebnisse den Forscher in den Stand, die weiteren noch unklaren Gebiete in dem schon aufgebauten Rahmen mit den bewährten Hilfsmitteln zur Befriedigung auszufüllen.

Literatur.

[1] G. Sachs, Praktische Metallkunde, 3. Teil, S. 33—63. Verlag Springer, Berlin, 1935.

[2] U. Dehlinger, Über den Verlauf von Ausscheidungen. Zeitschr. f. Metallkunde Bd. 27, S. 209—212 (1935). — G. Masing, Handbuch der Metallphysik, Bd. I, 1. Teil: Gitteraufbau metallischer Systeme (von U. Dehlinger), S. 131ff. Verlag Akademische Verlags-Gesellschaft m. b. H., Leipzig, 1937. — U. Dehlinger, Die verschiedenen Arten der Ausscheidung. Zeitschr. f. Metallkunde, Bd. 29, S. 401—403 (1937).

[3] W. Gerlach, Die Aushärtung der Ni-Be-Legierungen. Zeitschr. f. Metallkunde, Bd. 29, S. 124—131 (1937).

[4] G. Kurdjumow u. G. Sachs, Über den Mechanismus der Stahlhärtung. Zeitschr. f. Physik Bd. 64, S. 325 (1930).

Die Porzellanbrücke.

Von Dr. Carl Hiltebrandt, Essen.

Die Zahnheilkunde nimmt für sich in Anspruch, als ein Teilgebiet der allgemeinen Heilkunde betrachtet zu werden. Wieviel Gründe man auch immer dafür angeführt haben mag, auch die Prothetik diesen Bestrebungen einzugliedern, so ist doch unverkennbar, daß das Ziel nicht erreicht wurde. Noch heute wird diese Disziplin, sogar ihre Indikationsstellung sowie ihre Ausführung, vorwiegend von technischen Grundsätzen beherrscht. Es scheint, daß hier der Ingenieur mehr zu sagen hat als der Zahnarzt. Diese Tatsache wird auch nicht dadurch verwischt, daß man die Grundsätze der zahnärztlichen Prothetik biologisch aufgefaßt haben will. Es kommt nicht auf das Wort an, sondern auf den Begriff, denn abgesehen davon, daß das Wort biologisch hier nicht am Platze ist — es gibt keine biologische Prothetik, man kann nur von physiologischen Reaktionen, welche durch den künstlichen Ersatz ausgelöst werden, sprechen — beherrschen nach wie vor vorwiegend technische Grundsätze die Planung und Ausführung der zahnärztlichen Prothesen.

Das höchste Ziel, das jede Prothese erreichen müsse — so sagt man — sei die Herstellung eines Artikulationsgleichgewichtes. Man versteht darunter die möglichst ausgedehnte, gleichmäßige Berührung der Zähne des Ober- und Unterkiefers, nicht nur in der Okklusion, sondern auch in allen verschobenen Stellungen. Man wird vergeblich in der zahnärztlichen Literatur eine Begründung suchen, welche physiologische Bedeutung dieses Gleichgewicht haben könnte. Der Begriff ist willkürlich konstruiert worden nach statisch-mechanischen Erwägungen. Man sagte sich, daß die Abstützung bei der Belastung der Prothese um so sicherer sei, je mehr Flächen sich berühren. Die zahnärztliche Wissenschaft hätte aber die Erfordernis dieses Gleichgewichtes physiologisch begründen müssen, zumindest hätte sie den Versuch machen müssen, nachzuweisen, daß es entweder im natürlichen Gebiß auch vorhanden ist[1], oder mindestens aber,

[1] Dieser Nachweis ist bis heute nicht gelungen; ich selbst habe im Gegenteil nachgewiesen, daß die Herstellung eines Artikulations-Gleichgewichtes eine Aufgabe ist, deren Erfüllung die physiologische Funktion des Kauaktes vereitelt.

daß es bei der abnehmbaren Prothese infolge andersartiger Befestigung und Unterstützung der Zähne gefordert werden müsse.

In folgenden Betrachtungen, die sich nur auf die Theorie der Porzellanbrücke beziehen, will ich auf die Verhältnisse der abnehmbaren Prothese nicht eingehen. Die Anfertigung einer Porzellanbrücke erfordert selbstverständlich, wie jede Brücke, eine genaue Indikationsstellung. Dazu müßte nach den geltenden Anschauungen auch die Erörterung der Frage, ob durch die Brücke allgemein, oder in einem besonderen Falle, ein Artikulationsgleichgewicht hergestellt werden müsse, gehören.

Für die Brücke wird man, da im natürlichen Gebiß niemals ein Artikulationsgleichgewicht vorhanden ist, diese Forderung fallen lassen müssen, da sie mit natürlichen Zähnen fest verbunden ist. Damit ist einer derjenigen technischen Grundsätze, welche für die zahnärztliche Prothetik axiomatische Geltung haben, zumindest überflüssig.

Darüber hinaus beherrschen die Brückenkonstruktion noch einige weitere technische Richtlinien, die der Zahnarzt offensichtlich der Ingenieurwissenschaft entlehnt hat.

Da ist zunächst einmal der Begriff der Überlastung. Er dient in der Zahnheilkunde geradezu als Schreckmittel, um vor der Konstruktion von Brücken zu warnen, indem man darauf hinweist, daß die Stützanker beim Kaugeschäft nicht nur ihre eigene Arbeit zu leisten, sondern auch die der ersetzten Zähne mit zu übernehmen haben. Infolgedessen sei jede Brücke grundsätzlich überlastet.

Welche Erwägungen konnten zu dieser Schlußfolgerung führen?

Wenn der Ingenieur eine Brücke baut, so wird er sie für eine gewisse Tragfähigkeit berechnen. So wird z. B. die Konstruktion einer Eisenbahnbrücke berechnet für das Maximalgewicht eines darüber rollenden Zuges. Der Ingenieur wird nur dann von Überlastung sprechen, wenn der darüberrollende Zug das zugelassene Gewicht überschreitet. Er wird z. B. nicht von einer Überlastung sprechen, ob dieser Zug ein oder hundertmal die Brücke in einem gewissen Zeitraum passiert. (Es soll hier außer Betracht gelassen werden, daß jedes Material infolge der Elastizitätserscheinungen mit der Zeit ermüdet, da der Vorgang sich nur in sehr langen Zeiträumen auswirkt.)

Wie verhält sich dagegen ein natürlicher Zahn? Man kann wohl mit dem Kaudruckmesser die Belastungsfähigkeit eines natürlichen Zahnes wertmäßig bestimmen. Wenn man aber den Patienten auffordert, diese Arbeit oftmals hintereinander zu tun, wird der Zahn nach kurzer Zeit in der Leistung erheblich nachlassen. Der Vorgang läßt sich theoretisch so oft wiederholen, daß der Zahn zu schmerzen beginnt und der Patient ihn überhaupt nicht mehr belasten kann. (In Wirklichkeit ermüden die Kaumuskeln viel früher, so daß eine Schädigung des Zahnbettes verhindert wird.) Jedes Organ ermüdet, und zwar sehr schnell.

Handelt es sich hier nun um eine Überlastung? Offenbar nicht, denn der Zahn wurde nicht über seine Tragfähigkeit belastet. Jeder Organismus aber antwortet auf Reize physiologisch. Dabei wird zunächst einmal Material (Energie) verbraucht, welches wieder ersetzt werden muß. Jedes Organ ermüdet daher nach einer gewissen Beanspruchung und verlangt eine Ruhepause zur Wiederherstellung des normalen Zustandes. Die Einhaltung der Ruhepause setzt sich durch Schmerzempfindung gebieterisch durch. Ist also ein natürlicher Zahn wirklich einmal überanstrengt worden, so wird er so lange außer Funktion gesetzt, bis seine normale Belastungsfähigkeit wieder hergestellt ist. In der Natur ist also dieser Vorgang von selbst geregelt. Daher scheidet ohne weiteres die Frage der Überlastung aus. Wenn ein solcher Zahn gleichzeitig Brückenträger ist, könnte höchstens die Frage gestellt werden, ob ein solcher Zahn eher ermüdet, da er die Arbeit der ersetzten Zähne mit zu übernehmen habe.

Zunächst liegt eine gewisse Wahrscheinlichkeit vor für die Annahme, daß ein Brückenankerzahn eher ermüden müsse als ein Zahn, der nur seine eigene Arbeit zu leisten hat. Wie verhält es sich nun damit? Diese Annahme kann aber nur dann richtig sein, wenn wir voraussetzen, daß die Brücke regelmäßig mit ihrer Maximaltragfähigkeit belastet wird, genau so, wie der Brückenkonstrukteur damit rechnet, daß der Zug, so oft er die Brücke passiert, in jedem einzelnen Fall mit dem Maximalgewicht die Brücke belastet.

Die Verhältnisse im Munde liegen aber ganz anders, denn wir werden für die Beanspruchungen der Brücke nie mehr Kraft gebrauchen als die zu zerquetschende Speise gerade erfordert. Die maximale Kaukraft anzuwenden wäre nur Kraftvergeudung, und das kennt die Natur nicht. Im Gegenteil, es wird nur genau soviel Kraft aufgewandt, wie im Augenblick erforderlich ist. Da der Kulturmensch fast nur gekochte Speisen genießt und auch die Rohköstler nur die zarten Kräuter, Wurzeln und Obst bevorzugen, so kann von einer Maximalbelastungsfähigkeit nicht einmal im einzelnen Falle die Rede sein. Nach meiner Schätzung genügen $^1/_5$—$^1/_{10}$ der wirklichen Belastungsmöglichkeit durchaus zum normalen Kaugeschäft. (Bei Naturvölkern ändern sich die Verhältnisse natürlich, und zwar zugunsten des Organismus, denn die Gesunderhaltung jedes Organismus wird bedingt durch seine normale Beanspruchung. Viele Kulturkrankheiten sind bekanntlich Unterfunktionserscheinungen.) Das macht die Ermüdung der Brückenanker sehr unwahrscheinlich. Zudem ist auch die

Beanspruchungszeit eine recht kurze. Man darf annehmen, daß der Mensch von 24 Stunden des Tages vielleicht eine einzige wirklich zum Kauen gebraucht. Während dieser Zeit machen sich noch keine Ermüdungserscheinungen bemerkbar, die sich durch Schmerzgefühl äußern müßten. Zudem ermüden, worauf schon hingewiesen wurde, die Kaumuskeln viel früher. Der Organismus hat 23 Stunden Zeit, sich von „diesen Anstrengungen“ zu erholen. Damit wird mit einer Ermüdung noch weniger zu rechnen sein.

Es bleibt uns jetzt noch die Aufgabe, zu untersuchen, ob überhaupt die Belastungsfähigkeit, d. h. die maximale Tragkraft der Brücke gegenüber der normalen Belastungsfähigkeit gesunder Zahnreihen herabgesetzt ist. Auch das ist nur in einem solchen Maße der Fall, daß es praktisch nicht ins Gewicht fällt. Tatsächlich ist eine Brücke im gleichen Maße belastungsfähig wie eine natürliche Zahnreihe. Das klingt zunächst unwahrscheinlich, erhellt sich aber aus folgenden Überlegungen:

Wenn wir Zähne recht stark belasten wollen, ist dies nur dann möglich, wenn wir einen harten Körper zwischen die Zahnreihen schieben. Weiche Speisen, wie z. B. Kartoffelbrei, lassen sich eben nicht stark belasten. Nun können aber harte Gegenstände, die einem starken Druck ausgesetzt werden, nur so zwischen die Zahnreihen gebracht werden, daß sie im besten Falle auf einer Seite einen Zahn, auf der anderen Seite zwei Zähne berühren. Das Zerknacken einer Nuß geht so vor sich, daß man sie nur zwischen zwei Zähne nimmt, um durch balancierende Bewegungen ihren schwächsten Punkt herauszufinden, wo sie bricht. Die Nuß kann offenbar nur mit der Kraft belastet werden, die ein Zahn leistet, nicht etwa die beiden Antagonisten zusammen und erst recht nicht die gesamte Zahnreihe. Dieser Irrtum unterläuft aber immer wieder, wenn man von der Belastungsmöglichkeit von Zähnen spricht. Auch die Abstützung der Zähne in der sagittalen Richtung ist ohne Bedeutung für die Erhöhung der Kaukraft des einzelnen Zahnes, weil die Zähne nach dieser Richtung nicht beansprucht werden. Zähne werden auch transversal nur so beansprucht, daß bei höchstem Kaudruck der Unterkieferzahn in seiner Längsachse, welche zur Kauebene geneigt liegt, der Oberkieferzahn in verschiedenen Richtungen, belastet wird. Diese liegen einmal zwischen den drei Wurzeln. Bei stärkster Belastung wird der Kaudruck in der Richtung der palatinalen Wurzel ausgeübt. (Siehe hierzu Vita-Blatt 47 sowie das Büchlein „Die physiologischen und statischen Grundlagen der totalen Prothese“ und meinen Aufsatz „Warum haben die Oberkiefer-Backenzähne 3 Wurzeln?“ D. Z. W. Nr. 8 v. 25. 2. 1938.)

Wenn man z. B. den ersten großen Backenzahn im Unter- und Oberkiefer, der für die maximale Belastung hauptsächlich in Frage kommt, durch eine Brücke ersetzt, dadurch, daß man den 7er und 5er oben und unten überkront, woran der 6er als Zwischenglied befestigt wird; wenn wir weiter annehmen, daß der 6er eine Tragfähigkeit von 60 kg, der 7er vielleicht von 50 kg und der 5er von etwa 30 kg habe, und zwar in beiden Kiefern, so kommt die erstaunliche Tatsache heraus, daß auf beiden Kiefern jetzt die Tragfähigkeit des Zwischengliedes gesteigert ist, da sich jetzt eine Tragfähigkeit vom 7er und 5er zusammen mit 80 kg auf jeder Seite ergibt. Mit der Brücke kann also eine höhere Belastung ausgeübt werden als mit der gesunden Zahnreihe.

Das stimmt natürlich nur rechnerisch, denn sowohl der 7er wie der 5er haben eine andere Funktionsform wie der 6er, wodurch in Wirklichkeit die Gesamtleistung herabgesetzt bleibt. Praktisch spielt dieses gar keine Rolle, selbst dann nicht, wenn wir als extremes Beispiel eine Brücke wählen vom 8er auf den 3er. Die rechnerische Überlegung ergibt hierbei, daß bei Belastungsfähigkeit des 8er mit etwa 40 kg, des 3er mit etwa 30 kg, eine Gesamtbelastungsmöglichkeit von 70 kg herauskommt, gegenüber dem einzelnen Backenzahn von 60 kg. Man ersieht hieraus, daß grundsätzlich die Kaukraft durch eine Brücke, rechnerisch gesehen, regelmäßig gesteigert wird. Nur der Umstand, daß der 8er und der 3er eine physiologisch andere Aufgabe haben als der 6er, sie dessen Leistung also nicht ohne weiteres ganz übernehmen können, setzt die Kaufähigkeit tatsächlich unter das normale Maß herab.

Was bedeutet dies aber schon, wenn der Patient mit einer Brücke vom 8er auf den 3er in Wirklichkeit nur 20—30 kg drücken könnte? (Die tatsächliche Belastungsmöglichkeit ist in Wirklichkeit höher.) Er braucht nicht annähernd diese Kraftleistung im normalen Kaugeschäft. Würde er aber diese 20 kg, die wir als Maximalbelastung angesehen haben, überschreiten, würde sich sehr bald ein Schmerz in den Stützankerzähnen einstellen, wodurch die Natur eine schädigende Wirkung auf die Ankerzähne ausschaltet.

Eine Überlastung der Pfeiler an sich gibt es überhaupt nicht, wie eingangs schon festgestellt worden ist. Die zahnärztliche Wissenschaft hat aber der Bautechnik den Begriff der Überlastung entlehnt und demgemäß gefordert, daß eine Brücke möglichst viel Stützpfeiler haben müsse, offenbar, weil sie die Brücke als Bauwerk zum Vorbild nahm, die um so sicherer gelagert ist, je größer ihr Fundament ist. Richtig ist, daß im Munde die Belastungsfähigkeit mit Zunahme der Anker wesentlich gesteigert wird, und zwar weit mehr als physiologisch notwendig ist. Damit entsteht aber eine andere Gefahr: Das Material, das wir für den Ersatz verwenden, wird überlastet.

Wir begeben uns also damit, daß wir grundsätzlich mehr als zwei Stützanker in eine Brücke einbeziehen, in eine Gefahr, und zwar ohne zwingenden Grund, nämlich in die Gefahr, daß das Material der Beanspruchung nicht standhält. Wenn man bisher gefordert hat, daß so viel Zwischenglieder so viel Brückenanker eine Brücke tragen müssen, so formuliere ich demgegenüber den Satz, daß eine Brücke grundsätzlich nicht mehr als zwei Anker haben soll. Hat sie aber mehr Anker, dann müssen wir auf die Verstärkung des Materials ganz besonders bedacht sein. (Siehe hierzu Aufsatz „Wieviel Ankerzähne soll eine Brücke haben", D. Z. W. Nr. 52/53 v. 24. 12. 1937.)

Diese Überlegungen gelten nur für das Backenzahngebiet, also für jeden Ersatz zwischen 3—8.

Die Frontzähne, welche eine physiologisch wesentlich andere Aufgabe haben wie die Backenzähne, unterliegen anderen Bedingungen.

Die Abbeißfunktion habe ich im Vita-Blatt Nr. 33 eingehend beschrieben. In diesem Zusammenhang interessiert vor allem die Tatsache, daß hierbei die oberen Frontzähne als die einzigen Zähne des Gebisses im Winkel zu ihrer Längsachse beansprucht werden. Die Abreißfunktion übt also auf die oberen Frontzähne eine Kippwirkung aus, nicht auf die unteren, und zwar in dem Sinne, daß sie labialwärts radiär auseinander getrieben werden. Die Natur hat gegen diese Gefahr eine Ausgleichsfunktion geschaffen durch die Schlafstellung (hierüber habe ich mich in meinem Aufsatz „Der Ersatz eines Schneidezahnes bei fehlender Wurzel in der gesunden Zahnreihe" geäußert, der in der „DZW." Nr. 35/1937 veröffentlicht worden ist), wodurch das Funktionsgleichgewicht dieser Zähne immer wiederhergestellt wird, in dem Sinne, daß den Störungsfunktionen Ausgleichsfunktionen gegenüberstehen, so daß die Harmonie immer wiederhergestellt wird. Die Indikation der Frontzahnbrücken ist also eine wesentlich andere wie der Backenzahnbrücken und kann nur dann richtig gestellt werden, wenn man sich darüber vergewissert, ob der Patient eine normale Schlafstellung hat. Mundatmung dürfte ohne weiteres eine Gegenindikation gegen eine größere Frontzahnbrücke sein, da in diesem Falle die Zurückregulierung in die beste Funktionslage während der Nacht nicht erfolgt. Von der Erwägung ausgehend, daß Frontzähne bei der Beanspruchung radiär auseinanderstreben, müßte die Verankerung von Frontzahnbrücken immer mit einem fixen und einem labilen Anker vorgesehen werden. Das läßt sich aus technischen Gründen allerdings nur schwer durchführen, ohne weiteres aber beim Ersatz eines einzelnen Zahnes. (Siehe hierzu den vorgenannten Aufsatz.)

Während für Backenzahnbrücken die gradlinige Führung der Brücke eine selbstverständliche Voraussetzung ist, um Kippwirkungen zu vermeiden — sie läßt sich auch dort immer durchführen — können Frontzahnbrücken natürlich nur im Bogen konstruiert werden. Diese Tatsache ist aber weniger bedenklich, wenn ein Funktionsgleichgewicht im Bereich der Frontzähne vorhanden ist. Schon deshalb ist die Bogenform unbedenklich, weil die Abbeißfunktion, man kann sagen, je kultivierter ein Mensch ist, um so weniger in Wirksamkeit tritt. Bei allen Frontzahnbrücken ist dem Patienten die Abbeißfunktion abzuraten. Dies ist jedem Patienten auch ohne weiteres zuzumuten, da irgendeine Unbequemlichkeit hiermit nicht verbunden ist. Die Erwägung, ob dann durch Unterfunktion die Zähne Schaden leiden, ist allerdings nicht abwegig. Es wird aber keinen Ersatz geben, bei dem nicht irgendwelche Bedenken vorgebracht werden können. Dafür handelt es sich eben um Ersatz, der niemals die Aufgabe der natürlichen Zähne gleichwertig übernehmen kann. Einwände lassen sich immer machen.

Wir haben bisher nur von dem Grad der Belastung einer Brücke gesprochen, wenn man so sagen darf, von ihrer Tragfähigkeit. Damit ist aber noch nichts gesagt über die Art der Belastung; denn diese wird bestimmt von der Ausführungsform der Brücke bezüglich ihrer Kauflächengestaltung.

Die zahnärztliche Prothese in Brückenform wird durch die Funktion der Quetsch-Reibebewegung beansprucht, und zwar teils senkrecht in einer Achse, die mitten durch die drei Wurzeln des Oberkiefer-Backenzahnes geht, teils auch in der Richtung der palatinalen Wurzel; transversal also nur teilweise, nämlich nur nach der palatinalen Seite, niemals nach der bukkalen Seite. Daraus geht schon hervor, daß das Fundament einer Brücke im Munde transversal wesentlich breiter sein muß als ihre Kaufläche. Daher haben die Oberkiefer-Backenzähne gespreizte Wurzeln, namentlich nach palatinal, so daß bei transversalen Beanspruchungen diese in ihrer Längsachse beansprucht, also nicht gekippt werden. Hierbei ist Voraussetzung, daß auch die Kauflächengestaltung so vorgenommen wird, daß eine Kippung der Wurzeln vermieden wird. Wir brauchen uns nur an das Vorbild der Natur zu halten. Die menschlichen Backenzähne im Oberkiefer sind alle dadurch gekennzeichnet, zum Unterschied von allen Gebißarten im Tierreiche, daß sie eine sagittal gestellte Okklusionsrinne haben, in welche ein Höcker des Unterkiefers walzenartig eingreift, mit einer gewissen Bewegungsfreiheit, so daß die Quetsch-Reibebewegung ausgeführt werden kann. (Siehe hierzu „Die physiologischen und statischen Grundlagen der totalen Prothese“ sowie meinen Aufsatz „Warum haben die Oberkiefer-Backenzähne 3 Wurzeln?“ D. Z. W. Nr. 8 v. 25. 2. 1938.)

Erst diese Ausgestaltung der sagittal gestellten Okklusionsrinne in der Oberkieferzahnreihe ermöglicht eine Kraftübertragung derartig, daß eine Kippwirkung der Zähne vermieden wird. Im menschlichen Gebiß sind zwar Höcker vorhanden, sie werden aber beim Kauakt so gut wie nicht beansprucht, ja sie verlieren sich mit der Zeit. Sie sind also ein sekundäres Merkmal des menschlichen Gebisses.

Der Prothetiker wird infolgedessen das Wesen der menschlichen Zähne am treffendsten darstellen, wenn er diese auf die einfachste Form zurückführt und der Kaufläche der Oberkieferzahnreihe die Form einer Rinne gibt, welche von medial nach distal verläuft. Die Zähne des Unterkiefers werden walzenartig ausgebildet zum Eingreifen in diese Rinne, mit der Maßgabe, daß die Walzen einen kleineren Durchmesser haben wie die Okklusionsrinne, denn nur durch eine derartige Gestaltung der Kaufläche werden falsche, d. h. unphysiologische Beanspruchungen der Wurzeln vermieden. Während man auf die Überlastung einer Brücke gar keine Rücksicht zu nehmen braucht, muß man größte Vorsicht darauf verwenden, falsche Beanspruchungen zu vermeiden. Dafür ist Voraussetzung, den Kauakt als einen physiologischen Vorgang zu begreifen, eine Aufgabe, die die zahnärztliche Wissenschaft erst noch zu lösen hat. Solange aber über diese Dinge keine Klarheit herrscht, wird von einer zuverlässigen Indikation, welche nur auf Grund der Kenntnisse der Physiologie des gesamten Kauapparates gestellt werden kann, für Brücken nicht die Rede sein können.

Der dritte wichtigste Punkt, der uns nach Erörterung des Grades und der Art der Belastung interessiert, ist die Frage nach dem Material. Es erübrigt sich, hier auf die Nachteile zu sprechen zu kommen, die Gold an sich im Munde hat. Es wirkt immer auffällig. Wo es mit Zahnfleisch in Berührung kommt, schädigt es dieses. Die Konstruktion solcher Brücken ist immer ein Kompromiß zwischen der Form der künstlichen Zähne und den Möglichkeiten, die dann noch zur Verfügung stehen, ein Gerüst möglichst stabil zu machen, wobei gleichzeitig auf eine möglichst geringe Zahnfleischberührung des Goldes Rücksicht genommen werden muß. Daher ist allen Vorschlägen zur Brückenkonstruktion der Stempel des Unvollkommenen zu deutlich aufgedrückt. Einen bedeutenden Fortschritt bedeutet schon das Verfahren, Zähne zu verwenden, die mit glasierter Fläche dem Zahnfleisch aufliegen. Auch die Mantelkronenbrücke, welche man so gestalten kann, daß auch zahnfleischwärts Porzellanzapfen eingelassen werden, um eine Berührung des Goldes mit dem Zahnfleisch zu verhindern, beweist, wie man das Gold auszuschalten und in weitgehendem Maße Porzellan zu verwenden sucht. Aber die Angst vor dem Bruch des Porzellans hat hier die Konstruktion beeinflußt. Sie hat immer ein verhältnismäßig graziles Goldgerüst, das statisch weniger auf Tragfähigkeit konstruiert ist, als auf Ersatzfähigkeit der aufzementierten Mantelkronen. Das ist ihr schwacher Punkt.

Die Porzellanbrücke mit Platin-Iridium-Stützgerüst dagegen verfolgt in ihrer neuesten Entwicklung andere Grundsätze. Sie geht vor allem von der Tatsache aus, daß Porzellan, wenn es nur auf Druck beansprucht ist, unzerbrechlich ist. Wenn es also gelingt, Porzellan durch ein Gerüst so abzustützen, daß es nur auf Druck beansprucht werden kann, wird es mindestens so lange nicht brechen, als das Gerüst nicht nachgibt. Die zweite Aufgabe war darin zu suchen, eine Gerüstkonstruktion zu finden, welche statisch ein Optimum bedeutet. Das setzte voraus, daß ich von der Verwendung fertiger Profile, welche nur eine beschränkte Bewegungsfreiheit erlauben, abgegangen bin. Sämtliche Gerüste werden nur noch aus Draht und Blech konstruiert. Sie werden grundsätzlich als Hohlkonstruktion mit Verstrebungen ausgeführt, d. h., alle in der Senkrechten belasteten Teile sind hohl konstruiert, die Hohlräume werden mit Porzellan ausgefüllt, so daß ihre Durchbiegung unmöglich ist, genau so wie ein Rohr, das zudem mit Zement ausgefüllt ist, praktisch unverbiegbar ist. Freitragende Teile werden napfförmig ausgebildet, welches die optimalste Form an sich darstellt zur Aufnahme eines Druckes. Diese Näpfe können wieder durch Verstrebungen je nach Bedarf abgestützt werden, so daß gegen jede Beanspruchung eine entsprechende Verstrebung vorgesehen ist. Verstärkungen und Verstrebungen können in beliebiger Zahl angebracht werden, und zwar immer so, daß das Gerüst gegen auftretende Beanspruchungen in der optimalsten Form abgestützt wird, und zwar mit verhältnismäßig geringem Material. Das hat den weiteren Vorteil, daß an dieser zwar etwas kompliziert aussehenden, aber wenn man den Sinn der Konstruktion verstanden hat, in ihrer Übersichtlichkeit sehr klaren Form des Baues das Porzellan außerordentlich gute Haftpunkte findet, aus denen es nur durch Zertrümmerung zu entfernen ist.

Auch als Brückenankerform mußte eine besondere Konstruktion gefunden werden. Während bisher allgemein die Vollkrone als eine zuverlässige Verankerung für Brücken, auch für Goldbrücken, angesehen wurde, hat die Erfahrung gelehrt, daß dieses nicht richtig ist[1]. Der Körper einer Goldbrücke übt selbst dann, wenn er durch eine massive Goldkaufläche mit der tragenden Krone verbunden ist, auf das Band dieser Krone eine deformierende Wirkung aus. Wenn dies bei der Goldbrücke auch nicht zu viel zu sagen hat, so muß doch bei der mit Porzellan überbrannten Platin-

[1] Vgl. Dr. Pohl, Wien, „Eine Fixationsvorrichtung für Goldkronen“ in der „Zeitschrift für Stomatologie“ Heft 10, 1928.

kappe eine Beanspruchung des Bandes restlos ausgeschaltet werden, denn es ist ein Fundamentalgrundsatz jeder Porzellanbrückenkonstruktion, daß Porzellan von Flächen abspringt, also dem Band der Krone, wenn diese auch nur die geringste Verbiegung erleiden. Das Gerüst der Prozellanbrücke wird mit rechtkantig ausgebildeten Verlängerungen in die Stützanker eingeführt, welche entsprechend ausgeschnitten sind, so daß horizontale Beanspruchungen des Brückenkörpers durch diese Vorrichtungen voll abgefangen werden. Das Band der Krone hat dann lediglich die Aufgabe, die Brücke an Ort und Stelle zu halten, also vor Abfallen zu schützen. Je stärker der Kaudruck ist — so kann man sagen — je weniger wird das Band der Krone belastet. Diese Kronenform habe ich als verzahnte Kronenform bezeichnet.

Die Verankerungsmöglichkeit der Frontzahnbrücke ist bedeutend schwieriger. Wenn wir in der Lage sind, die Kronen abzuschneiden und eine Wurzel als Verankerung heranzuziehen, ist die beste Verankerungsmöglichkeit an sich geschaffen, weil ich die bewährte Form der Richmondkappe allen anderen Methoden vorziehe, wobei immer wieder darauf hinzuweisen ist, daß der tragende Stift nach allen Seiten verstrebt sein muß, damit er nicht die geringste Verbiegung erleidet. Bekanntlich sind selbst massive Träger in der Form, wie wir sie wählen, 1,8 mm Durchmesser, 20proz. Platin-Iridium, dem Kaudruck gegenüber nicht genügend widerstandsfähig.

Müssen wir lebende Pfeiler als Brückenanker verwenden, wird in den meisten Fällen von der Herstellung einer Porzellanbrücke abzuraten sein. In geeigneten Fällen muß der Frontzahn mit einer zirkulären Schulter präpariert werden. Man überlege aber, daß nun auf diesen lebenden Stumpf zunächst einmal eine verhältnismäßig starke Kappe geformt werden muß aus einem sehr zähen Material, wie es Platin-Iridium darstellt, daß es auch dann noch nicht möglich ist, diese Kappe zu überbrennen, weil sie gegen transversale Beanspruchungen nicht genügend widerstandsfähig ist. Porzellan wird regelmäßig von diesen Kappen abspringen. Man kann sich nur so helfen, daß man diese Kappen mit nachträglich aufzuzementierenden Mantelkronen verkleidet. Wenn man berücksichtigt, welcher Raum hierzu notwendig ist und daß der Brückenanker nicht zu plump erscheinen darf, wird man mir recht geben, daß man in den meisten Fällen nicht zum Ziele kommt.

Ich bin daher der Ansicht, daß es bei der Porzellanbrücke unbedingt erforderlich ist — und es gibt Fälle, in denen sie durch nichts anderes ersetzt werden kann — gelegentlich einmal einen gesunden Zahn abzuschneiden. Es ist sehr leicht, gegen diese Forderung Widerspruch zu erheben. So lange aber nicht ein besserer Weg gewiesen wird, auf dem man zu einem einwandfreien Resultat kommen kann, das bis jetzt nur eine Porzellanbrücke ermöglicht, so lange müssen wir eben diesen Nachteil in Kauf nehmen. Die sog. Fingerhutbrücke hat hier bezüglich der Stützanker mindestens die gleichen Nachteile, bezüglich der Zwischenglieder ist sie aber der modernen Porzellanbrückenkonstruktion bedeutend unterlegen.

Somit stellt die Porzellanbrücke in jeder Beziehung eine Höchstleistung dar. Sie kennt keinen Kompromiß. Die Gerüstkonstruktion der Brücke kann statisch unbehindert und ohne Rücksicht auf die Form künstlicher Zähne, wodurch die Konstruktion der Goldbrücken sehr zu ihrem Nachteil beeinflußt wird, durchgeführt werden. Sie ist nicht nur ästhetisch die Vollendung dessen, was die Technik heute ermöglicht, sie erfüllt auch in hygienischer Beziehung das Höchstmaß der Forderungen. Nur das Porzellan ermöglicht es dem Prothetiker, einem Ersatz eine vollendete Ausdrucksmöglichkeit zu geben. Das Porzellan wird hierin von keinem anderen Material übertroffen und auch nicht annähernd erreicht. Es ist für den Prothetiker ein Werkstoff edelster Art. Deshalb erscheint mir auch die Tatsache, daß nur das edelste Metall, das wir kennen, Platin legiert mit Iridium, in Verbindung gebracht werden kann mit dem Porzellan, als eine innere Notwendigkeit. Für diese Arbeit, bei der zahnärztliche Wissenschaft und prothetische Kunst sich zu einer Höchstleistung vereinigen müssen, dürfte auch das edelste Material gerade gut genug sein.

Zum Schluß ist es mir ein Bedürfnis, der Firma Heraeus meinen Dank auszusprechen für die sorgfältige Ausarbeitung der Platinlegierungen, die sie mir für meine Arbeiten zur Verfügung stellte, und ich spreche den Wunsch aus, daß sie auch in Zukunft in Anbetracht der Wichtigkeit der hier vorliegenden Aufgabe alles daran setzen wird, dem Material diejenigen Eigenschaften zu verleihen, die es für die zahnärztliche Keramik in so hervorragendem Maße geeignet machen.

Zur Kenntnis der Haftfestigkeit keramischer Massen an Metall.

Von Doz. Dr. Dr. Gerlach-Leipzig.

Hygienische und ästhetische Gründe geben Veranlassung, bei prothetischen Arbeiten namentlich an sichtbaren Stellen des Mundes wo irgend möglich Metall durch Porzellan zu ersetzen. Schon kurz nach der Jahrhundertwende wurde die Idee von namhaften Autoren aufgegriffen und auch zu gutem Erfolg geführt. Erinnert sei auch an die schon 1846 erstmalig verfertigten continuous gum-Arbeiten, die Logan-, Mantel- und Becherkrone oder wie sie im einzelnen bezeichnet wurden, die namentlich in USA. gepflegt und in den bekannten Werken von Evans, Hovestad, Le Gro usw. eingehend gewürdigt sind. Selbst die Industrie liefert geeignete Porzellankörper wie Facetten, Vollporzellankronen (nach Davis), weiterhin Röhrenzähne, Pontopinzähne und dergleichen mehr, mit deren Hilfe sehr wohl außerordentlich effektvolle Arbeiten zu machen sind — allerdings unter Zuhilfenahme metallischer Stützgerüste, die zwar unsichtbar gelegt, dennoch meistens mit den Geweben der Mundhöhle Verbindung haben.

Man kennt die Gewebsfreundlichkeit des glasierten Porzellans und seine für den Patienten angenehmen Eigenschaft, weniger Speisereste festzuhalten als selbst hochglanzpoliertes Metall. So wird es verständlich, weshalb die Tendenz einmal vorherrschte, freiliegende Metallstützen ganz zu vermeiden. Durch Mißerfolge lernte man jedoch bald die mechanischen Eigenschaften des Porzellans richtig einzuschätzen und die Gefahren zu erkennen, die ihm bei den variablen Belastungsmomenten im Munde und während des Kauaktes drohen. Soviel diesem Werkstoff bei rein senkrechter Drucklast zugemutet werden kann, so wenig vermag er bekanntlich Biegebeanspruchungen standzuhalten. Sich dagegen bei allen Gegebenheiten, die der Kauakt mit sich bringt zu schützen und trotzdem den hygienisch-kosmetischen Effekt des Porzellans auszunutzen, ist ständiges Bemühen der Zahnärzte geblieben.

Porzellan- und Metalltechnik haben, wenn von spezifischen Eigentümlichkeiten abgesehen wird, formell einige Berührungspunkte, indem hier wie dort Kronen- und Brückenarbeiten am meisten hervorgekehrt sind.

Zum Verständnis des Problems der Haftfestigkeit keramischer Massen an Metallgerüsten muß erwähnt werden, daß es vor nicht langer Zeit auch bei uns in Deutschland noch versucht wurde, Porzellankronen- wie Brückenersatz ohne jedes metallische Stützgerüst zu arbeiten. Die Mantelkrone (Abb. 1), dieser bei lebenden Zähnen idealste Kronenersatz, wurde auch als Pfeilerstütze beim Brückenersatz angewendet. Erst als die Einsicht kam, daß jeder Versuch stützgerüstfreie **Vollporzellanbrücken** herzustellen aus mechanischen Gründen scheitern muß, entstanden alle möglichen neuen Konstruktionsformen von Gerüstbrücken mit Porzellanverkleidung. Von allen diesen ersten Entwürfen nach Le Gro, Fehr, Freyd und Knoche, Bodenstein, Brill, Hiltebrandt usw. ist eigentlich nur die wirkliche Vollporzellanbrücke mit eingebranntem Stützgerüst weitergepflegt. Insbesondere geschah es auf Grund der besonderen Fürsprache und Arbeiten Hiltebrandts.

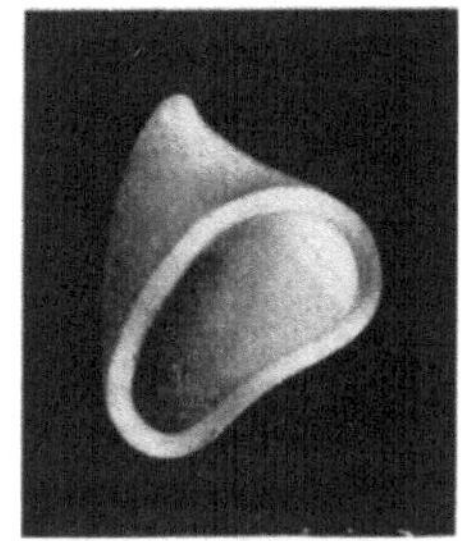

Abb. 1. Porzellanmantelkrone ohne metallisches Stützgerüst.

Auch bei der Methode von Bodenstein findet sich bereits eine Kombination von Porzellan und Metall, wobei das Metallgerüst zunächst als technischer Brennbehelf zur Überbrückung der vielerlei Schwierigkeiten anzusehen war, welche beim Brennen ohne Gerüst auftreten. Andererseits soll ein solches Gerüst Kaudruckkräfte abfangen, denen reines Porzellan nicht standhält. Zugegeben, daß die rein technische Seite dadurch vereinfacht wird, zumal man ohne schwierige Schulterpräparationen auskommt; dennoch ist die Vereinigung von Porzellan mit Metallen aus physikalischen Gründen nicht so vorteilhaft wie es in bezug auf das Abfangen der Kaudruckkräfte der Fall ist. Beide durch Brand zur Brücke zusammengefügt, ergeben ein heterogenes Werkstück, wobei der Metallkörper mit seinen unterschiedlichen Spannungs- und Ausdehnungsfaktoren Sprungbildung begünstigt oder die Masse bei den zur Anwendung gebrachten hohen Brenntemperaturen durch Gasabgabe schädigt. Bei einer Platin-Iridium-Legierung, so wird wenigstens allgemein angegeben, soll diese Schädigung am wenigsten stark in Erscheinung treten. Sicherlich wird auch eine Herabsetzung der Brenntemperatur durch Verwendung leichter fließender keramischer Massen zumindest in diesem Punkte vorteilhaft erscheinen.

Der amerikanische Ingenieur Swann versuchte zuerst die Verschiedenartigkeit der Ausdehnung von Metall und Porzellan auszugleichen und die ungünstige Beeinflussung der Homogenität des Porzellans dadurch herabzusetzen, daß er das ganze Metallgerüst mit einer Bestreichmasse einhüllte. Diese mir in der Zusammensetzung unbekannte Porzellanmasse wurde zuerst auf etwa 2400° F gebrannt, wobei die innige Verbindung zwischen Metall und Porzellan zustande kommen sollte. Auf diese gebrannte Spezialmasse wurde das eigentliche Porzellan aufgetragen und dann auf Glasur gebrannt. Die Bestreichmasse war nicht durchscheinend, also opak. Auch im durchfallenden Licht konnte das Metallgerüst auf diese Weise nicht sichtbar werden oder die Farbgebung der Arbeit ungünstig beeinflussen.

Wenn sich eine solche Bestreich- oder Grundmasse innig mit dem Gerüst verbindet, so liegt der Grund wahrscheinlich weniger in der Zusammensetzung dieser Masse als in der Legierung des Stützgerüstes, welches der Festigkeit wegen nicht aus reinem Platin, sondern einer 20proz. Iridiumlegierung des Platins bestand, bei der die Gasabgabe schon deswegen praktisch bedeutungslos ist, weil das Schmelzintervall einer solchen Legierung weit über dem Erweichungspunkt des Porzellans liegt. Auch Hiltebrandt scheint anzunehmen, daß die größte Erfolgsaussicht für eine Vollporzellanbrücke mit eingebranntem Stützgerüst darin besteht, daß der Erweichungspunkt der Porzellanmasse so tief wie möglich liegt. Deshalb empfiehlt er wohl unter 1000° C fließende Glasurmassen. Wenn er auf der anderen Seite der Idee von Swann folgt und besondere Bestreichmassen — als Grund- bzw. Überzugsmasse bezeichnet — zur Grundlage der ersteren macht, so sind die Gründe dafür bereits angedeutet.

Man mag zur Indikation der Porzellanbrücke stehen wie man will, es lohnt doch experimentell festzustellen, wieweit die angeführten Argumente stichhaltig sind, ob besondere Porzellan- oder Bestreichmassen notwendig erscheinen, ob hoch-, mittel- oder leichtfließende Porzellanmassen vorzuziehen sind, oder ob auf anderem Wege gleichwertige Resultate erzielt werden können.

Es gibt entschiedene Gegner der Vollporzellanbrücke, und auch ich kann sie mir der Erfahrung nach nicht uneingeschränkt zu eigen machen; aber es gibt neben der Porzellanbrücke doch **Einzelkronenarbeiten,** die auf ähnlichem Prinzip beruhen und sich bis heute ausgezeichnet bewährt haben. Ich meine die sog. massive Porzellankrone mit eingebrannter Verankerung, wie sie erstmalig und fabrikmäßig von Logan hergestellt wurde. Wenn auch diese Kronenart bald in Vergessenheit geriet und dafür die Porzellanmantelkrone eine beherrschende Stellung einnahm, so blieb auch dieser Wechsel nur zeitbegrenzt.

Die Porzellanmantelkrone ist bei allen lebenden Zähnen angezeigt. Ihre Präparation aber ist schwierig, jedenfalls muß man sich ihrer mit aller Sorgfalt annehmen, die Herstellung ist umständlich, wenigstens zeitraubend, weil eine besondere Brennunterlage gefalzt werden muß. Am wesentlichsten erscheint mir der Nachteil, daß der Porzellankörper wegen seiner Dünnwandigkeit bedeutende Eingriffe hinsichtlich der Farb- und Formgebung nicht verträgt. Das alles sind Schwierigkeiten, die nicht geleugnet werden können. Nun hat sich gezeigt, daß gerade in den zuletzt angeführten Punkten die Mantelkrone von der sog. massiv gebrannten Porzellankrone weit übertroffen wird (Abb. 2). Eine solche Krone wird über dem Verankerungselement durchweg aus Porzellan ohne Zwischenschaltung eines Metallkernes aufgebaut. Sie entspricht im Prinzip der Logan-Krone, doch kann sie individuell eingestellt und durch die von mir beschriebene Kanülenmethode so variationsfähig gemacht werden, daß ihre Indikation nahezu unbegrenzt ist. In einem kurzen, durchaus wirtschaftlichen und wegen seiner Präzision technisch bewährten Arbeitsgang, kann entweder der Wurzelstift selbst als Träger der Krone eingebrannt werden (Abb. 3)

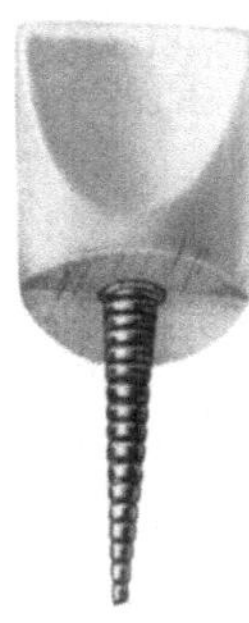

Abb. 2. Porzellanmassivkrone mit metallischem Stützgerüst.

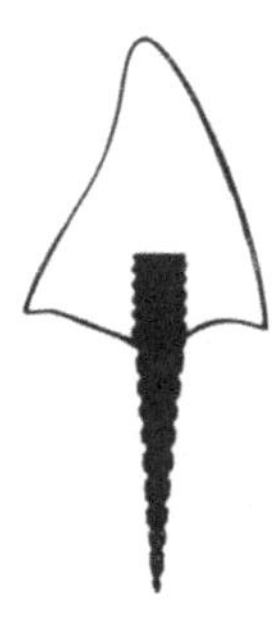

Abb. 3. Porzellanmassivkrone mit eingebranntem Wurzelstift aus Platin-Iridium.

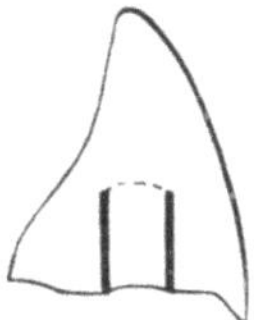

Abb. 4. Porzellanmassivkrone mit eingebrannter Kanüle aus Platin (nach Gerlach).

oder man brennt eine Metallkanüle in den Zahnkörper, wenn der Fall es technischer, klinischer oder wirtschaftlicher Momente wegen erforderlich macht (Abb. 4).

Im Prinzip sind bei Konstruktion der massiven Porzellankrone dieselben Gesichtspunkte maßgebend, wie sie zuvor bei der Herstellung der Vollporzellanbrücke mit eingebranntem metallischem Stützgerüst näher untersucht wurden. Da die Wirtschaftlichkeit gerade dieser Kronenart erwiesen, die der Vollporzellanbrücke aber noch keineswegs gesichert erscheint, so behält die experimentelle Prüfung der Haftfestigkeit keramischer Massen an metallischen Stützgerüsten ihre große Bedeutung. Im Anfang haben wir solche Kronen ohne Rücksicht auf besondere Grundmassen gebrannt und auch keine Mißerfolge gehabt. Es fragt sich, ob ihre Einschaltung nicht etwa den Arbeitsgang kompliziert, ob sie also überhaupt nötig sind.

Neben dieser stift- oder kanülenverankerten Massivkrone lebt, von Drum empfohlen, auch die Methode der stufenlosen Mantelkrone bei uns wieder auf. Träger des Porzellans ist hier ein Platingerüst, dem Drum eine besondere fabrikmäßig vorgeprägte Retentionsform gab in der Annahme, daß nur diese Retention in Verbindung mit einem hochschmelzenden Grundporzellan (1500° C) einwandfreie Resultate sichere.

Werkenthin brennt Porzellan an eine Gitterkappe aus Platin, und Faesch verwendet als Grundmasse Semiopakporzellan der Firma S. S. White (1320° C) für ein Platin-Iridium-Grundgerüst.

Ich selbst veranlaßte seinerzeit die Herstellung einer spezifisch eingestellten Opakmasse, wobei mich jedoch besondere Erwägungen leiteten. Gerade weil ich beim Anbrennen der üblichen Porzellanmassen keine schlechten Erfahrungen sammelte, jedoch die geeignete Farbwiedergabe der Krone noch am meisten für problematisch hielt, sollte eine derartige opake Grundmasse aus folgenden Gründen der spezifische Farbträger der Krone sein. Jede Zahnkrone des menschlichen Kiefers besitzt eine Grundfarbe, und der lebendige Effekt liegt im Gegensatz des opaken Kronenkörpers zur transluzenten Schneide. Die durchscheinende Schmelz- oder Dentinglasur war beim Aufbau unserer künstlichen Kronen bislang stets zugleich Farbträger und dadurch der erstrebte Gegensatz zwischen Schneide und Zahnhals nur auf Umwegen zu erzielen (Unterlegen blauer Farbe, Verwendung einer ungefärbten Schneidemasse usw.). Ich habe auf dem zuerst beschriebenen Weg außerordentlich schöne und naturgetreue Nachahmungen erzielt. An eine solche Opakmasse sind aber ganz besondere Anforderungen zu stellen. Sie soll auf die Glasur abgestimmt, möglichst schwindungsarm, aber dennoch feinkörnig und geeignet zur Aufnahme klarer Farben (vier Grundfarben) sein. Die Oberfläche soll glatt und auf Oberflächenglanz gebrannt werden können, was gerade für die Fälle notwendig ist, wo sie selbst zum Aufbau des Zahnhalsteils einer Krone dienen muß.

Experimenteller Teil.

Versuchsanordnung. Sind schon vergleichende Untersuchungen über keramische Massen sehr schwer durchzuführen, da man bei derartigen Versuchen gleichbleibende Versuchsbedingungen nur schwer einhalten kann, so wird man sich auch bei der Auswertung der vorliegenden Resultate von Anfang an von dem Gedanken frei machen müssen, daraus etwa qualitative Werturteile für dieses oder jenes Fabrikat abzuleiten. Wir werden sehen, daß auch diese Untersuchungen zunächst nur über einige wichtige Punkte informieren können, daß es also nicht auf Werturteile ankommt, sondern auf die Klärung grundsätzlicher Fragen der zahnärztlichen keramischen

Technik. Die Aufgabe war, etwas über die Haftfestigkeit keramischer Massen an Metallgerüsten festzustellen. Das kann in mehrfacher Weise geschehen. Man kann versuchen, durch Stoß oder Schlag die aufgebrannte Masse vom Metall abzusprengen, also eine dynamische Prüfung durchzuführen. Bei diesen ersten Versuchen wurde davon Abstand genommen, um im Anfang die Versuchsbedingungen nicht zu komplizieren. So wählte ich

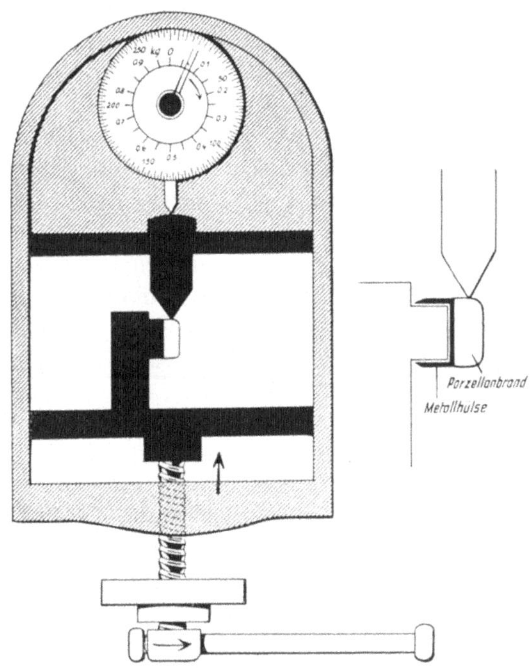

Abb. 5. Schemaskizze der Versuchsapparatur.

eine statische Methode, indem durch einen an die Grenze von Metall und Porzellan angesetzten Keil der Porzellanbrand von der Unterlage abgeschert und der Kraftaufwand in Kilogramm als Vergleichsmaßstab betrachtet wurde.

An dieser Stelle sei Herrn Dr. Streich, dem Assistenten der Abteilung, gedankt, der mir bei den Versuchen hilfreich zur Seite stand. Durch das liebenswürdige Entgegenkommen der Firma W. C. Heraeus G.m.b.H.-Hanau ist es uns möglich geworden, die Versuche zur Ausführung zu bringen. Wir erhielten die notwendigen Metallhülsen und fanden auch bei der besonderen Herrichtung der Untersuchungsapparatur von dieser Seite die weitgehendste Unterstützung.

Die Versuchsapparatur ist aus der beigegebenen Skizze (Abb. 5) zu sehen. Die schematische Zeichnung zeigt, daß auf einem vertikal beweglichen Stahlbalken ein aus Stahl gedrehter, mit der Achse horizontal liegender Zylinder sitzt, auf den aus einem Stück gezogene Metallkappen zu bringen sind, die die Brennunterlage für das Porzellan darstellen. Nachdem ein Stahlkeil, der mit dem Druckmesser in Verbindung steht, auf die Grenze von Metall und Porzellan gesetzt ist, wird diese Anordnung durch Handschraube zusammengepreßt. Die Drucklast wird durch einen Schleppzeiger am Manometer angezeigt. Um das Porzellan stets in annähernd gleicher Stärke auf die Metallhülse aufzutragen, wurde die jeweilige Höhe des Versuchskörpers unter Berücksichtigung der Massenschwindung mit einem kleinen Formgerät vor dem Brand abgemessen. Der Keil wurde jeweils in gleicher Entfernung von dem Hülsendeckel aufgesetzt.

Es war eingangs schon gesagt, daß wir uns zunächst damit begnügten, als Brennunterlage reines Platin und Platin-Iridium (20%) in Form gleichmäßig gezogener Hülsen zu benutzen. In der ersten Versuchsreihe verzichteten wir auf eine besondere Retention und ließen die Hülsendeckel glatt. Sie besaßen, aus der Ziehmaschine kommend, sogar einen leichten Oberflächenglanz. In der zweiten Versuchsreihe haben wir die gleichen Hülsen ohne weitere Vorbehandlung nach einem bestimmten Schema mit der Hand angestichelt. Man mag diese Methode, da sie subjektiv ist, bemängeln, doch haben wir die Fehlerquellen dadurch herabzudrücken versucht, daß wir nach einem bestimmten Schema hierbei vorgingen. Der Hülsendeckel wurde in zwei Teile geteilt und dieser Teilungsdurchmesser am Hülsenrande markiert. Die beiden Kreissegmente wurden auf jeweils drei Parallellinien in einem festgelegten Arbeitsgang angestichelt, und zwar so, daß die Metallspäne der einen Seite entgegengesetzt zur Richtung der anderen Seite standen. Die Belastung erfolgte senkrecht zur Richtung der angedeuteten Mittellinie. Da reines Platin sehr viel weicher ist als solches mit Iridiumzusatz, war die Retention bei dem ersteren natürlich höher als bei letzterem; doch wurde auf möglichst gleichmäßige Ausbildung innerhalb jeder Versuchsreihe Wert gelegt.

Porzellanmassen und Metallgerüst. Als Versuchsmassen wurden je eine leichtfließende, mittelfließende und schwerfließende Glasur verwendet. Ferner wurden je eine Bestreich- bzw. Grundmasse und eine Opakmasse gebraucht, die in ihrer Zusammensetzung verschieden sind, worüber aber in diesem Zusammenhang nähere Angaben nicht interessieren dürften. Sämtliche Mischungen wurden in gleicher Farbnuance ausgewählt, außer den Bestreich- und Grundmassen, die nur in einer Farbe bzw. ungefärbt zu haben sind.

Ursprünglich war geplant, auch hinsichtlich des Metallgerüstes Variationen zu machen, indem in der Legierungsreihe von Platin : Iridium gezogene Hülsen mit prozentual ansteigendem Iridiumgehalt aus 0,25 mm Blech hergestellt werden sollten. Da aus den Vorversuchen jedoch hervorging, daß hinsichtlich des erzielten Effektes in Abhängigkeit vom Ir-Gehalt besondere Überraschungen, die die umfangreichen Arbeiten lohnten, nicht zu erwarten waren, verzichteten wir auf diese Untersuchungsreihen und begnügten uns, die Haftfestigkeit an reinem Platin und an der Platin-Iridium-Legierung mit 20% Iridiumzusatz (jeweils glatt und gerauht) festzustellen. Auch wurden wir dabei von praktischen Gesichtspunkten geleitet, weil sich diese beiden Metalle in der Zahnheilkunde über Jahrzehnte bestens bewährt haben und auch zukünftig schwerlich durch ein Material mit ähnlichen Eigenschaften zu ersetzen sind. Reines Platin ist wegen der leichten Adaptionsfähigkeit nach wie vor die geeignete Brennunterlage für Massivkronen, wo sie als sog. Wurzeldeckplättchen auf der Unterseite der Porzellankrone verbleibt und damit den besten Übergang von Wurzeloberfläche und Kronenunterfläche garantiert. Auch in Fällen, wo eine Bandstiftkrone angezeigt und die Krone massiv zu brennen ist, greift man aus verschiedenen Gründen gern zum reinen Platinblech. Dagegen ist die Platin-Iridium-Legierung mit 20% Iridiumzusatz schon wegen ihrer Härte und Festigkeit das am besten geeignete Gerüstmaterial, sei es in Form von Wurzelstiften oder Gerüstschienen. Meine Versuche, Palladium-Silber-Legierungen bestimmter Zusammensetzung für derartige Arbeiten zu benutzen, sind noch zu keinem glücklichen Ende geführt, obgleich manche Vorbedingungen schon erfüllt sind. Vielleicht wird sich auch hier noch ein Weg öffnen.

Auftragen und Verarbeiten der Porzellanmasse. Die Porzellanmassen wurden entweder nach den besonderen Vorschriften der Herstellerfirma aufgetragen oder wenn diese fehlte, eingeriffelt. Der Brennvorgang wurde mit dem Auge und dem Pyrometer kontrolliert. In allen Fällen, wo es darauf ankam, das Versuchsobjekt in einem Brand fertigzustellen, wurden die Massen sogleich bis auf einen den natürlichen Zähnen entsprechenden Mattglanz gebrannt. Bei der Mehrbrandtechnik hielten wir uns an die Vorschriften der Hersteller oder brannten bei den erforderlichen Zwischenbränden jeweils bis zum bekannten Biskuit. Die ersten Versuchsreihen bringen die Haftfestigkeitsuntersuchungen bei den reinen Glasurmassen, dann folgen die reinen Grund- bzw. Opakmassen und am Schluß Kombinationsbrände in der Art, wie sie in der Praxis auch geübt und empfohlen werden.

Die Ofenfrage, namentlich die Konstruktion und Lage der Heizkörper, spielt eine gewichtige Rolle und ist von erheblichem Einfluß auf das Brennprodukt.

Wir benutzten für leichtfließende Massen den Vitaofen, für die übrigen Massen den großen Udoofen.

Tabelle 1. Leichtfließende Masse, 980° C.

	Pt glatt	Pt rauh	Pt/Ir glatt	Pt/Ir rauh
I. Brand	27,5	—	37,5	—
II. Brand	—	40,0	37,5	55,0

Die Resultate zeigen nur geringe Überlegenheit der Haftfestigkeit am glatten Platin-Iridium-Gerüst, wohl aber einen Unterschied, wenn das Gerüst angerauht ist. Der gegenüber dem angerauhten Platingerüst sehr viel höhere Wert beim angerauhten Platin-Iridium ist lediglich darauf zurückzuführen, daß sich die angehobenen Retentionsspäne beim Belastungsversuch an der Platinhülse mit verbiegen, während sie im anderen Falle dem Abscherdruck Widerstand entgegensetzen. Erst aus dem Vergleich mit den nachfolgenden Ergebnissen kann eine Schlußfolgerung erfolgen, ob diese Massen selbst schon genügende Haftfestigkeit am Metallgerüst aufweisen. Berücksichtigt man die Größenordnung der im Munde auftretenden Kaudruckkräfte, so wird man zugeben, daß im Frontzahnbereich bei entsprechender Retention genügend Widerstand gegenüber Abbruch gegeben ist. Im Molarenbereich wird das nicht genügen.

Tabelle 2. Mittelfließende Masse, 1150° C.

	Pt glatt	Pt rauh	Pt/Ir glatt	Pt/Ir rauh
I. Brand	25,0	—	32,5	—
II. Brand	—	47,5	—	65,0

Diese mittelschmelzenden Massen geben — wenigstens was das verwendete Fabrikat angeht — gute Resultate, namentlich soweit es sich um die mit Retention versehenen Metallhülsen handelt. Man kann nicht ohne weiteres sagen, daß sie den ersteren überlegen sind, da die Fehlerquellen bei der Untersuchungsmethode vielleicht von Einfluß sind. Dennoch deuten die übereinstimmend bei Pt rauh und Pt/Ir rauh gleichmäßig erhöhten Resultate darauf hin, daß die Unterschiede zum Teil in der Masse selbst und in ihrer Eigenschaft zu suchen sind. Den Beweis dafür erbrachten Untersuchungsreihen mit einer ebenso hochfließenden Masse anderer Herkunft, bei der die Prüfung niemals zu Ende geführt werden konnte, da jedesmal nach dem Glasurbrand zwischen Metallgerüst und Porzellanmasse Sprungbildung auftrat.

Tabelle 3. Hochfließende Masse, 1350° C.

	Pt glatt	Pt rauh	Pt/Ir glatt	Pt/Ir rauh
II. Brand	30,0	22,5	25,0	40,0

Bei den Versuchen der 2. und 3. Reihe wurden Spannungen ausgelöst, die vorzeitig zum Abbruch führten. Bei diesen hochfließenden Massen zeichnet sich bereits deutlich eine Grenze in der Haftfestigkeit ab. Aus dem Vergleich der bis jetzt gegebenen 3 Tabellen entnimmt man die Unterwertigkeit der letzteren Massen, sofern sie ohne Retention auf ein Metallgerüst gebrannt werden sollen.

Tabelle 4. Grundmasse, 1160° C.

	Pt glatt	Pt rauh	Pt/Ir glatt	Pt/Ir rauh
I. Brand	32,5	—	45,0	—
II. Brand	—	30,0	um 35,0	30,0

Die Werte reichen nicht an die bei der mittelfließenden Masse erzielten heran. Zur Diskussion stehen nur die im II. Brand erreichten Belastungsdrucke, da solche Grundmassen bekanntlich stets mehrere Brände auszuhalten haben. Überraschenderweise liegen im II. Brand alle Werte auf annähernd gleicher Höhe. Die Massen selbst sind keine Farbträger, sie sind meist recht körnig und schwindungsarm.

Tabelle 5. Opakmasse, 1200° C.

	Pt glatt	Pt rauh	Pt/Ir glatt	Pt/Ir rauh
II. Brand	22,5 bis 37,5	30,0	0,0 bis 5,0	30,0

Die untersuchte Masse ist selbst Farbträger, sehr feinkörnig und läßt sich auf Glanz brennen. In der Haftfestigkeit ähnelt sie der vorher beschriebenen Grundmasse, doch treten auf dem glatten Platin-Iridium-Gerüst nach dem Schlußbrand stets Spannungen auf, die zur horizontalen Sprungbildung in der ganzen Masse führen. Die Versuche zeigen klar, was auch schon im Anfang eingehend gewürdigt wurde, daß mit den Opakmassen nur ein bestimmter Zweck im Farbaufbau der Krone erzielt werden sollte. Ähnlich verhielten sich die Anbrennversuche mit den von Drum angegebenen Massen, die nur auf Platin abgestimmt sind, hierbei aber günstige Belastungswerte erbrachten.

Tabelle 6. Kombination: Grund-Bestreichmasse, leichtfl. Glasur.

	Pt glatt	Pt rauh	Pt/Ir glatt	Pt/Ir rauh
III. Brand	um 23,0	25,0 bis 40,0	um 33,0	42,5 bis 65,0

Man sieht, daß dieser kombinierte Aufbau keine besonderen Effekte bietet, und man fragt sich, ob es vom Festigkeitsstandpunkt überhaupt Sinn hat, so zu kombinieren. Diese Frage wird am Schluß noch eingehender besprochen, doch kann hier bereits angedeutet werden, inwiefern bei der Beurteilung der Frage auch noch andere Gesichtspunkte heranzuziehen sind. Dazu gehört die geringe Schrumpfung der Grundmassen und ihre Eigenschaft, das Durchscheinen des Metallgerüstes zu verhindern. Mit Rücksicht auf diese Punkte wird die Empfehlung des Kombinationsbrandes verständlich.

Tabelle 7. Kombination: Opakmasse und mittelfl. Glasur.

	Pt glatt	Pt rauh	Pt/Ir glatt	Pt/Ir rauh
I. Brand	25,0	—	25,0	—
II. Brand	—	27,5	—	40,0

Tabelle 8. Kombination: Opakmasse und schwerfl. Glasur.

	Pt glatt	Pt rauh	Pt/Ir glatt	Pt/Ir rauh
I. Brand	25,0	—	0,0	—
II. Brand	—	35,0	—	50,0

Hier zeigt sich deutlich die bereits angedeutete Sonderstellung einer Opakmasse dieser Zusammensetzung. Es zeigt sich aber fernerhin, daß jede Retention, auch eine auf das Metallgerüst nicht abgestimmte keramische Masse doch so fest hält, daß ziemlich hohe Abscherkräfte aufgewendet werden müssen. Die Überlegenheit der 20proz. Platin-Iridium-Legierung ist wiederum weniger auf irgendeine spezifisch auf die keramischen Massen wirkende Eigenschaft dieser Legierung zurückzuführen, sondern lediglich auf ihre Festigkeit. Aus der dritten Spalte ergibt sich ganz ähnlich wie aus Tabelle 5, daß eine Prüfung trotz mehrfacher Versuche nicht stattfinden konnte, weil eine horizontale Rißbildung in der Porzellanmasse zu einer schalenförmigen Ablösung des Brennproduktes führte.

Es soll zum Schluß untersucht werden, welche Folgerungen aus diesen Befunden für die Praxis zu ziehen sind.

Schlußfolgerung.

Wenn zunächst noch einmal die Frage gestreift werden soll, welche Metallegierung sich zum Einbrennen in Porzellan am meisten eignet, dann ist zu sagen, daß die Auswahl nach den Bedürfnissen der Praxis getroffen werden muß. Das heißt, man wird sowohl auf das reine Platin wie auf die 20proz. Platin-Iridium-Legierung zurückgreifen, da sich beide praktisch bewährt und als unentbehrlich erwiesen haben. Je besser die Retention ausgebildet wird, um so besser ist auch die Haftfestigkeit der Porzellanmasse. Hierbei sind jedoch Beschränkungen gegeben, da die Stärke der Retention wieder in einem harmonischen Verhältnis zur Schichtdicke des Porzellans stehen muß. Überwiegt die erstere, dann schwächt sie gleichzeitig den Zusammenhang der letzteren. Es ist also weniger die Stärke, als die Intensität der Retention maßgebend.

Vergleicht man die erzielten Haftwerte der keramischen Masse am Metallgerüst und versucht man zunächst rein zahlenmäßig daraus Ableitungen bezüglich ihrer Nutzanwendung im Munde zu machen, so ergibt sich wohl folgendes: Genügende Retention und Festigkeit des Gerüstes und eine entsprechend starke Schicht eines abgestimmten Porzellans vorausgesetzt, dürfte die Haftfestigkeit bis zum Prämolarenbereich ausreichend sein. Ob sie im Molarengebiet genügt, namentlich wenn eine Gegenbezahnung vorhanden bzw. noch naturgegeben ist, muß weiterer Untersuchung vorbehalten bleiben.

Anders liegen die Verhältnisse im Frontzahnbereich, also bei Herstellung der massiv gebrannten Porzellankronen, wo das Verhältnis zwischen Porzellanstärke und Stiftretention meistens so günstig ist, daß bei den üblichen Kaudruckwerten Brüche selten zu erwarten sind. Die klinischen Erfahrungen bestätigen diese Anschauung.

Aus den Versuchsergebnissen ist fernerhin zu folgern, daß es nötig ist, die Massen sowohl aufeinander als auch auf das Metall richtig abzustimmen. An und für sich brennt zwar jede Masse an dem angerauhten Metallgerüst, sie haftet auch daran. Wieweit der Einfluß der Haftfestigkeit aber auf seiten der Masse selbst liegt, das läßt sich nur aus den Versuchen folgern, bei denen das Metallgerüst keine Retention trug. Scheinbar legen unsere Porzellanfabriken noch zu wenig Wert darauf, die Ausdehnungskoeffizienten von Porzellan und Metall im physikalischen Untersuchungsverfahren (Dilatometerversuch) zu ergründen, wie es in dieser Industrie sonst üblich ist.

Der Praktiker wird die Frage, ob leichtfließende, mittel- oder schwerfließende Massen den Vorzug verdienen, auch beantwortet haben wollen. Ich möchte mich nachdrücklich für die mittelschmelzenden Massen einsetzen. Die Haftwerte sind die besten, und obgleich die leichtfließenden Glasuren fast gleichwertig erscheinen, möchte ich diesen Vorzug noch in anderer Form begründen. Ihre Standfestigkeit ist größer und, wenn sie auch den schwerfließenden in dieser Beziehung nachstehen, so spricht doch für sie, daß ihr beinähnlicher Glanz natürlicher wirkt, und insbesondere, daß sich auf dieser Basis viel besser eine Kombination ausführen läßt als mit irgendeiner anderen Masse. Daß sie in der Farbgebung eine Mittelstellung einnehmen, hebt sie günstig von den hochfließenden Massen ab.

Meines Erachtens dürfte es nicht schwer sein, nach diesen Überlegungen zu einem klaren und einfachen Fabrikationsprogramm zu kommen.

Eine mittelschmelzende Masse ist wirtschaftlich im Brennprozeß, und die Kombination mit einer Opakmasse, die auf ähnlicher Temperaturhöhe fließt, würde die besten Farbeffekte geben. Eine solche Opakmasse von bestimmter Feinkörnigkeit, die selbst Farbträger ist und Glasurbrand verträgt, kann mit weniger Schwindung hergestellt werden. Dennoch soll man auf die Schwindungsarmut — wenigstens soweit es sich um die Anfertigung einfacher keramischer Kronenarbeiten handelt — keinen ausschlaggebenden Wert legen, weil man sonst auf andere Vorteile verzichten muß. Die leichtfließenden Glasuren bleiben fernerhin unentbehrlich, sei es zu Korrekturzwecken oder zum Schlußbrand und in Kombination mit mittelschmelzenden Massen.

Aus der Universitätsklinik für Zahn- und Kieferkrankheiten zu Leipzig.
Abt. für Prothetik und Kieferorthopädie. (Leiter Prof. Dr. Dr. E. Reichenbach.)

Die Platinmetalle.

Vorkommen, Verarbeitung, Verwendung.

Von Dr. Wilhelm Geibel, Hanau.

Die sechs Platinmetalle bilden zusammen mit den Elementen der Eisengruppe (Eisen, Kobalt, Nickel) die achte Gruppe des periodischen Systems der Elemente, aus dem sich weitaus die meisten ihrer Eigenschaften ableiten lassen. Sie kommen alle zusammen im Platinerz vor. Dieses findet sich nur an wenigen Stellen der Erdoberfläche, aber leider nicht in Deutschland. Bis vor etwa 20 Jahren beherrschte die russische Produktion den Platinmarkt; die Fundstellen im Ural lieferten etwa 95% der Welterzeugung. Sie befanden sich in den Händen englischer und französischer Gesellschaften, die das Platinerz nach West- und Mitteleuropa exportierten. Die Produktion von Kolumbien kam neben der russischen kaum in Betracht. Während des Weltkrieges aber wurde sie, als die russische Zufuhr für die Weltmächte versiegte, ganz erheblich gesteigert. Seitdem sind als neue Erzeugungsländer noch Kanada und Südafrika hinzugekommen. Die kanadischen Produzenten befinden sich in einer besonders glücklichen Lage, weil sie Platin und seine Begleitmetalle, von denen in Kanada das Palladium besonders häufig ist, als Nebenprodukte von Nickelerzen gewinnen und deshalb von den Verhältnissen auf dem Platinmarkt praktisch unabhängig sind. Dagegen findet sich das Platinerz in Südafrika nicht wie im Ural und in Kolumbien in verhältnismäßig leicht aufzuarbeitenden Flußgeröllen, sondern in sehr harten vulkanischen Gesteinen, deren Zerkleinerung große Kosten verursacht. Da die Gehalte an Platinerz an allen Fundstellen der Erde minimal sind — sie betragen nur Gramme oder Bruchteile von Grammen auf die Tonne Gestein — spielen die Gewinnungskosten eine ausschlaggebende Rolle. So kommt es, daß die südafrikanischen Platinfundstätten, an deren Ausbeutung man nach ihrer Entdeckung durch den deutschen Geologen Dr. Merensky im Jahre 1923 mit großen Hoffnungen herangegangen war, nach anfänglich beträchtlichen Produktionszahlen später wegen der stark gesunkenen Platinpreise jahrelang stillgelegen haben.

Die Weltproduktion an Platin beträgt 5000—7000 kg jährlich. Im Jahre 1934 hat die Erzeugung in Kanada zum ersten Male die russische übertroffen.

Die Verarbeitung des Platinerzes auf Platin und seine Begleitmetalle Palladium, Iridium, Rhodium, Osmium und Ruthenium erfolgt in den Platinaffinerien. Nachdem Alexander von Humboldt die Lagerstätten im Ural entdeckt hatte, war Platin ein gewerblich verwertbarer Werkstoff geworden. Zwar konnte man es nicht schmelzen, aber man wußte das bei der Scheidung erhaltene graue, pulverförmige Metall, den sog. Platinschwamm, durch hohen Druck zu Gegenständen zu formen. So sind z. B. die Münzen hergestellt, die in Rußland in den Jahren 1828—1845 in Umlauf waren, dann aber wegen der Unbeständigkeit des Platinwerts wieder eingezogen wurden.

Die ältesten Platinaffinerien hatten ihren Sitz in London und Paris. Von dort bezogen in den zwanziger bis vierziger Jahren des vorigen Jahrhunderts auch die deutschen Platinverbraucher ihr Metall. Zu diesen gehörte schon damals in erster Linie die Schmuckwarenindustrie; schon frühzeitig hatte man erkannt, daß Brillanten auf dem Hintergrund einer Fassung aus dem weißen Edelmetall Platin viel besser zur Geltung kommen als auf einer solchen aus Gold.

Hanau war seit dem Anfang des 17. Jahrhunderts Sitz eines Gold- und Silberschmiedegewerbes, dessen Begründer aus den Niederlanden eingewandert waren. Seine künstlerischen Erzeugnisse genossen Weltruf, und zu ihrer Herstellung wurden die edelsten Werkstoffe verwendet. So bestand um 1850 ein lebhafter Einfuhrverkehr an Platin von London und Paris nach Hanau. Das Mißliche für die Goldschmiede war, daß sie die entstehenden Abfälle nicht selbst verwerten konnten, sondern sie immer wieder zur Umarbeitung ins Ausland schicken mußten.

Es war der Besitzer der Hanauer Einhornapotheke Wilhelm Carl Heraeus, der hier Abhilfe schuf. Er war während seiner Göttinger Studienzeit von dem berühmten Chemiker Friedrich Wöhler in die Chemie des Platins eingeführt worden. Bald nachdem er 1851 die väterliche Apotheke übernommen hatte, richtete er in deren Nebenräumen ein chemisches Laboratorium ein und befaßte sich mit der Scheidung und Umarbeitung der Bijouterieabfälle. Schon nach kurzer Versuchszeit konnte er den Hanauer Juwelieren ihr Platin in Form von Blech und Draht zurückliefern. Bald darauf machte ihn sein Lehrer Wöhler auf eine wissenschaftliche Arbeit der französischen Forscher Deville und Debray aufmerksam; diesen war es gelungen, einen Ofen zu konstruieren, in dem sie Platin im Knallgasgebläse in kleinen Mengen schmelzen konnten. Heraeus ging sofort daran, das Verfahren in den technischen Maßstab zu übertragen, und so war er der erste, dem es gelang, Platin kiloweise zu schmelzen. Damit war ein gewaltiger Fortschritt erreicht, und Heraeus wurde nicht nur zum Begründer der deutschen Platinindustrie, sondern zum Inhaber der ersten Platinschmelze der Welt. Er beschränkte sich nicht auf die Versorgung der

Hanauer Firmen, sondern er knüpfte bald Beziehungen nach dem Auslande an; bereits in den sechziger Jahren begann die Ausfuhr von verarbeitetem Platin nach den Vereinigten Staaten, die bald zu großer Bedeutung gelangte.

Die folgenden Jahrzehnte brachten mit dem Aufblühen der chemischen Industrie eine immer vielseitigere Verwendung des wertvollen Metalls. Platin vereinigt nämlich in sich eine ganze Reihe von technisch wichtigen Eigenschaften; es ist ein Edelmetall von sehr hohem Schmelzpunkt und sehr günstiger mechanischer Verarbeitbarkeit, außerdem besitzt es die sehr interessante Eigenschaft der katalytischen Wirksamkeit. Die Technik macht sich je nach ihren besonderen Zwecken die eine oder die andere oder mehrere Eigenschaften zunutze.

Edelmetalle zeichnen sich durch eine große chemische Widerstandsfähigkeit aus, sind also geeignet zur Herstellung von Geräten und Apparaten für die chemische Industrie. Silber ist im Sinne des Chemikers kein eigentliches Edelmetall; es läuft bekanntlich schon bei Zimmertemperatur und an der Luft an und wird z. B. von Salpetersäure gelöst. Demgegenüber ist Gold mit seiner Unveränderlichkeit an der Luft, auch beim Glühen, und seiner Widerstandsfähigkeit gegen die meisten Chemikalien, das typische Edelmetall. Übertroffen wird es noch vom Platin, das außerdem noch den Vorteil eines sehr viel höheren Schmelzpunktes — 1770° gegenüber 1063° — besitzt. Der Chemiker kann also Platin unbedenklich der Temperatur der Gebläseflamme aussetzen, in der Goldgeräte zusammenschmelzen würden.

Als katalytische Wirksamkeit bezeichnet man die Fähigkeit eines Stoffes, beschleunigend auf chemische Reaktionen zu wirken, ohne sich selbst an ihnen sichtbar zu beteiligen. Diese Eigenschaft besitzt Platin in hervorragendem Maße, und gerade sie ist in den letzten Jahrzehnten für die Technik besonders bedeutungsvoll geworden.

Schon Döbereiner, ein Zeitgenosse Goethes, hatte erkannt, daß Platinschwamm die Eigenschaft besitzt, Sauerstoff und Wasserstoff unter Erglühen zu Wasser zu verbrennen, und seine berühmte Zündmaschine konstruiert, die in unserer Zeit in den Taschenfeuerzeugen ihre Wiederauferstehung erlebt hat; von da bis zur Verwendung der Katalyse in der Großindustrie war aber ein weiter Weg. In den sechziger Jahren des 19. Jahrhunderts erfand Clemens Winkler das Verfahren, Schwefelsäure unter Benutzung von Platin als Katalysator herzustellen. Ihm folgte um die Jahrhundertwende Ostwald mit der Entdeckung, daß man Ammoniak an Platin zu Stickoxyd verbrennen kann. Dieses Verfahren hat während des Weltkrieges die allergrößte praktische Bedeutung bekommen: Wer kennt heute nicht das Schlagwort: „Nutzbarmachung des Luftstickstoffs“? Deutschland war nach Kriegsbeginn von der Zufuhr von Chilesalpeter abgeschnitten; da war es eine glückliche Fügung des Schicksals, daß die Chemiker Haber und Bosch kurz zuvor ein Verfahren zur Gewinnung von Ammoniak aus dem Stickstoff der Luft ausgearbeitet hatten. Zusammen mit dem Ostwaldschen Ammoniak-Verbrennungsverfahren ermöglichte es uns, die für die Herstellung von Sprengstoffen unentbehrliche Salpetersäure unabhängig von der ausländischen Zufuhr zu erzeugen. Dank des glücklichen Umstandes, daß die deutschen Platinschmelzen Bestände von vielen hundert Kilo Platin besaßen, konnte das bisher nur in kleinerem Maßstabe erprobte Ostwaldsche Verfahren in den Großbetrieb übergeführt werden. Heutzutage findet Platin in zahlreichen Ländern ausgedehnte Anwendung als Katalysator in der Stickstoffindustrie, die die Landwirtschaft mit Düngemitteln und die Heere mit Sprengstoffen versorgt.

Neben der Schmuckwaren- und der chemischen Industrie ist der dritte große Verbraucher von Platinmetallen die Industrie der künstlichen Zähne. Hier spielt außer dem hohen Schmelzpunkt und dem Edelmetallcharakter des Platins seine Eigenschaft eine Hauptrolle, sich wegen seines günstigen Ausdehnungskoeffizienten in die Zahnmasse einbrennen zu lassen und dadurch das beste Material für die zur Befestigung der künstlichen Zähne dienenden Stifte zu sein.

In den vergangenen Jahrzehnten sind Hunderte von Kilo Platin in die Zahnindustrie gegangen, die damit leider größtenteils für eine spätere Wiederverwendung verloren waren. Einen alten Platintiegel läßt man umschmelzen, einen unwirksam gewordenen Platinkontakt aufarbeiten, während das in den künstlichen Gebissen enthaltene Edelmetall meist mit dem Träger ins Grab sinkt.

Der enorme Bedarf der Zahnindustrie war die Ursache, daß man sich gerade in ihr frühzeitig nach gleichwertigen Metallen und Legierungen umsah, die das Platin ersetzen konnten. Hierbei hatte man vollen Erfolg, und zwar erwiesen sich als besonders geeignet gewisse Legierungen des Palladiums.

Die fünf Begleitmetalle des Platins sind bereits oben genannt, von ihrer technischen Bedeutung war aber noch nicht die Rede. Da sie im russischen und kolumbischen Platinerz nur in ganz niedrigen Prozentsätzen enthalten sind, waren sie noch viel seltener als Platin, solange man auf das Platinerz als Rohmaterial angewiesen war. Das ist mit der Entdeckung des Edelmetallgehaltes der kanadischen Nickelerze anders geworden. In ihnen sind Platin und Palladium in etwa gleichen Mengen enthalten, und auch ihr Gehalt an Rhodium ist wesentlich höher als der des Platinerzes.

Nun ist die Edelmetallgewinnung in Kanada im Laufe der Jahre ganz erheblich angestiegen und es stehen jetzt jährlich mehr als je 3000 kg Platin und Palladium aus dieser Quelle zur Verfügung.

Erfreulicherweise ist Palladium gerade dasjenige Platinmetall, das in seinen günstigen mechanischen Eigenschaften dem Platin am nächsten steht. Osmium und Ruthenium sind praktisch unverarbeitbar, bei Iridium und Rhodium gelingt die Herstellung von Blech und Draht unter Überwindung erheblicher Schwierigkeiten; diese vier Metalle finden deshalb hauptsächlich in der Art Verwendung, daß man sie in verhältnismäßig geringen Prozentsätzen dem Platin zusetzt, um seine Eigenschaften in der einen oder anderen Richtung abzuändern. Bekannt sind z. B. die zur Messung hoher Temperaturen dienenden Thermoelemente, deren einer Schenkel aus einer Legierung Platin und 10% Rhodium, deren anderer aus reinem Platin besteht.

Palladium dagegen ist walzbar und ziehbar wie reines Platin, kann also ohne weiteres zu Blech und Draht verarbeitet werden. Das gleiche gilt für Legierungen mit den Edelmetallen Gold, Silber und Platin, auch wenn es in ihnen in hohen Prozentsätzen enthalten ist.

Der Schmelzpunkt des Palladiums liegt bei 1554°, also zwar etwa 200° tiefer als der des Platins, aber doch so hoch, daß Stifte aus Palladium und aus Legierungen, in denen es vorwiegt, sich in Porzellanmassen einbrennen lassen.

Von diesen vorteilhaften Eigenschaften des Palladiums hat man gerade in der Zahnindustrie ausgiebigen Gebrauch gemacht, seitdem es in größeren Mengen zur Verfügung stand. Soweit man die Stifte von künstlichen Zähnen nicht aus Goldmanteldraht mit unedlem Kern, sondern aus echtem Material herstellt, verwendet man für sie an Stelle von Reinplatin und Platinlegierungen seit einer Reihe von Jahren Legierungen des Palladiums, die außerdem Gold und Platin enthalten. Ebenso finden diese Legierungen auch für die Hülsen Verwendung, die zum Einlöten von Goldmantelstiften nach dem Solilaprinzip erforderlich sind.

So besitzt das Palladium heutzutage für die Zahnindustrie die größte Bedeutung von allen Platinmetallen.

Zum Schluß noch einige Worte über das Iridium. Es zeichnet sich aus durch einen sehr hohen Schmelzpunkt (2454° C) und eine besonders große chemische Widerstandsfähigkeit; auch in heißem Königswasser ist es unlöslich. Wenn man es dem Platin zulegiert, wird dessen Schmelzpunkt heraufgesetzt, und außerdem sind Pt-Ir-Legierungen härter und widerstandsfähiger als reines Platin. Üblich sind Legierungen mit bis zu 20% Iridium; solche mit Gehalten bis zu 40% werden auch hergestellt, jedoch steigen mit zunehmendem Iridiumgehalt die Verarbeitungsschwierigkeiten.

Platinlegierungen mit bis zu 20% Iridium werden auch in der Zahnheilkunde viel verwendet.

Chemisch-Technologisches vom Palladium.

Von Dipl.-Ing. Georg Bauer, Hanau.

Die Edelmetalle kommen, von ganz wenigen Ausnahmefällen abgesehen und im Gegensatz zu den Unedelmetallen, in der Natur nur in verhältnismäßig sehr geringer örtlicher Anhäufung vor. So erreicht beispielsweise der Gehalt an Platinmetallen in den kanadischen Kupfer- und Nickelerzen nur in vereinzelten Vorkommen, z. B. der Frood-Grube, mehr als 1 g in der Tonne, und der Platingehalt der Uralseifen (Platin und Gold führende Geröll- und Sandablagerungen in gewissen Flußtälern des Urals) dürfte wohl in den meisten Fällen nur noch Bruchteile eines Grammes betragen.

In den kupfer- und nickelhaltigen Magnetkiesen von Sudbury (Kanada) ist das Palladium, offenbar infolge seiner chalkophilen Eigenschaften, anteilmäßig viel stärker vertreten als z. B. in den russischen Platinerzen. Ähnlich liegen die Verhältnisse bezüglich des Platinvorkommens im sog. Merensky-Reef in Südafrika (nach seinem Entdecker, dem deutschen Montangeologen Merensky benannt), wo stellenweise sogar das Platin vom Palladium mengenmäßig übertroffen wird. Beide Vorkommen, Kanada und Südafrika, dürften zur Zeit wohl die wichtigsten Fundstätten für Palladium sein.

In allen den vorgenannten Fällen sind nun aus wirtschaftlichen und technischen Gründen zunächst Anreicherungsverfahren erforderlich, um ein Konzentrat zu erhalten, das dann nach den üblichen Scheideverfahren mit bestem wirtschaftlichen Erfolg weiterverarbeitet werden kann. Als Anreicherungsprozesse kommen in Betracht:

1. Waschprozesse, wie sie im Ural oder in Kolumbien im Gebrauch sind, wobei sich die spezifisch leichteren, z. B. tonigen oder sandigen Bestandteile der Seifen, je nach den verwendeten Wascheinrichtungen, in mehr oder weniger einfacher Weise von den spezifisch schweren Körnchen und Flittern aus gediegenem Platin (teilweise auch Gold) trennen lassen (gravitative Anreicherung).
2. Schwimmverfahren, auch Schaumschwimm- oder Flotationsverfahren genannt. Die feingemahlenen Erze werden hierbei zu einer Trübe angerührt, welche nach Zusatz verschiedener Reagenzien und Öle in lebhaft quirlende Bewegung versetzt wird. Der dabei sich

bildende Schaum, der an der Oberfläche schwimmt und abgestreift wird, nimmt die edelmetallhaltigen Erzpartikel auf, während die edelmetallarmen oder edelmetallfreien Bestandteile zu Boden sinken. Namentlich in Südafrika bei Gewinnung der Platinerze aus dem Merensky-Reef angewendet.

3. Schmelzverfahren. Das Erz wird in Gegenwart eines „Sammelmetalls", z. B. Kupfer oder Nickel (wie in Kanda) oder silberhaltiges Blei (wie bei den Blei-Silber-Hütten), in Schacht- oder Flammöfen verschmolzen, wobei die Edelmetalle vom Sammelmetall aufgenommen werden. Diese Sammelmetalle werden indes als mehr oder weniger verunreinigte Rohmetalle ausgebracht, die raffiniert werden müssen, was zunächst auf dem Schmelzweg, zum Schluß meist durch Elektrolyse erfolgt. Man erhält schließlich Elektrolytkupfer bzw. Elektrolytnickel oder Elektrolytsilber und die Platinmetalle nebst Gold im Anodenschlamm.
   Nach dem Karbonylverfahren von Langer-Mond wird das edelmetallhaltige Nickel, das in Form eines feinen Schwammes vorliegt, mit CO-Gas bei Temperaturen unter 150° behandelt. Es bildet sich flüchtiges Nickelkarbonyl $Ni(CO)_4$, welches abdestilliert und nach thermischer Zersetzung bei 180—200° Reinnickel liefert, während das hierbei frei werdende CO in den Betrieb zurückgeleitet wird.
   Die Platinmetalle (neben Gold und Silber) verbleiben als Rückstand im sog. „Verflüchtiger".
4. Naßprozesse. In Südafrika soll sich zur Aufbereitung der sulfidischen Platinerze des Merensky-Reefs das Eklund-Verfahren bewährt haben. Die Gewinnung der Platinmetalle erfolgt hierbei mit Hilfe der Amalgamation, und zwar mit Zinkamalgam. Da sich aber weder die hauptsächlich im Erz vorkommenden Arsen-, Antimon- und Schwefelverbindungen der Platinmetalle noch gediegenes Platin selbst ohne weiteres amalgamieren lassen, werden noch Reagenzien zu Hilfe genommen, z. B. Sublimatlösung, Chlorzink, Salzsäure und Chlor, Kochsalzlösung.
5. Kombinierte Verfahren. Diese finden z. B. beim Chlorprozeß für die Gewinnung der Platinmetalle aus Flotationskonzentraten des Merensky-Reefs Anwendung. Das Material wird zunächst zur Entfernung von Schwefel, Arsen u. dgl. geröstet und dann mit Kochsalz gemengt, bei etwa 500—650° der Einwirkung von Chlor ausgesetzt, wobei sich wasserlösliche Verbindungen der Platinmetalle bilden, die durch Behandeln mit heißem, angesäuertem Wasser vom Rückstand

getrennt werden. Aus den Wasserauszügen werden die Edelmetalle mit Zink als Schwamm gefällt. (Vgl. auch hierzu: Wagner, The Platinum Deposits and Mines of South Africa 1929, S. 279 und 281.)

Reiche Konzentrate, wie z. B. Waschkonzentrate vom Ural oder von Kolumbien, werden ohne weiteres auf nassem Wege geschieden. Im anderen Falle müssen die Rückstände weiteren, teils chemischen, teils metallurgischen Reinigungs- und Anreicherungsverfahren unterworfen werden. Die Gehalte solcher für die Naßscheidung geeigneter Konzentrate sind aus der nachfolgenden Zahlentafel ersichtlich:

Gehalte der Rohplatin-Konzentrate in Prozenten.

	Pt	Pd	Ir	Os	Rh	Ru
Ural	78—85	0,3	2,8—4,0	0,67—1,0	0,4—0,5	0,1—0,2
Kolumbien	86	0,5	1,1	—	1,4	1,4
Südafrika	59,7	0,7	0,1	0,3 (OsIr)	0,4	—
Kanada	45—60	hauptsächlich Pt + Pd.				

Anmerkung: Die südafrikanischen Konzentrate stammen nicht aus dem Merensky-Reef, sondern aus dem sog. Hortonolithvorkommen z. B. der (bereits abgebauten) Grube Onverwacht.

Diese Konzentrate dienen nun, meist unter Zuhilfenahme chemischer, teilweise auch elektrochemischer oder kombinierter Verfahren, als Ausgangsmaterial für die Gewinnung und Reindarstellung der Platinmetalle (neben Gold und Silber). Hierher gehören auch noch diejenigen Platinmetalle (in der Hauptsache Platin und Palladium), die aus den Silberanodenschlämmen nach dem Verfahren von Wohlwill (Goldelektrolyse) ausgebracht werden.

Für die Beurteilung der eigentlichen Scheideprozesse ist, namentlich hinsichtlich der Platinmetalle und insbesondere des hier neben dem Platin im Vordergrund stehenden Palladiums, deren Verhalten gegenüber den einzelnen chemischen oder elektrochemischen Vorgängen von Wichtigkeit. Außerdem bietet gerade das Palladium insofern ein besonderes Interesse, als es in seinem chemischen und elektrochemischen Verhalten nicht unerheblich von dem der übrigen Platinmetalle abweicht.

I. Das Verhalten in chemischer Hinsicht.

A. Lösungsmittel.

1. Salzsäure chlorfrei: sämtliche Platinmetalle sind nach reduzierendem Glühen, ebenso wie Gold, praktisch unlöslich.
2. Salzsäure chlorhaltig: Palladium und Gold sind löslich, Platin nur schwer.

3. Salpetersäure: nur Palladium wird entsprechend seiner Oberfläche, der Temperatur und Konzentration der Säure gelöst.
   Mit Silber oder Blei legiert, werden Palladium und Platin je nach dem Legierungsverhältnis gelöst.
4. Von konzentrierter heißer Schwefelsäure wird praktisch nur Palladium gelöst, auch in Legierungen mit Silber.
5. Königswasser: Bestes Lösungsmittel für Platin und Palladium (und Gold).

B. Wichtige Verbindungen für die Naßscheidung.

1. Chlorverbindungen.

Sie werden erhalten durch Auflösen der Metalle in Königswasser und mehrfaches Eindampfen mit Salzsäure.

Palladium bildet hierbei Chlorür oder Pallado-Chlorid $PdCl_2$, entsprechend der Wertigkeit des Palladiums auch Pd-2-Chlorid genannt. Mit HCl und den Chloriden des Natriums, Kaliums und Ammoniums entstehen sog. Komplexe, z. B. $Na_2[PdCl_4]$, in denen Pd und Cl zu einem Atomkomplex zusammentreten, der als „Anion" nicht mehr die Reaktionen des Pd und Cl gibt, sondern die des zweiwertigen Komplexes $PdCl_4''$. Als „Kation" erscheint im angeführten Beispiel 2 Na.

Die Pallado-Komplexsalze sind die beständigere Form und alle leicht wasserlöslich. Durch Oxydation, z. B. mit Chlor, entstehen die sehr unbeständigen Palladi-Komplexe (vom Pd-4-Chlorid abgeleitet) mit dem zweiwertigen „Anion" $PdCl_6''$. Diese Salze werden in der Wärme durch Wasser leicht zersetzt und gehen unter Chlorabspaltung wieder in die Pallado-Komplexe über.

Platin bildet dagegen die komplexe, leicht wasserlösliche Platini-Chlorwasserstoffsäure (also die höhere Chlorierungsstufe) $H_2[PtCl_6]$, gewöhnlich auch als „Platinchlorid" bezeichnet. Von den hiervon sich ableitenden Komplexsalzen des Natriums, Kaliums und Ammoniums ist nur das $Na_2[PtCl_6]$ wasserlöslich, die übrigen sind schwer- bis unlöslich.

Durch Reduktionsmittel, wie z. B. SO_2, gehen die Platini-Komplexe $PtCl_6''$ in die Platino-Komplexe $PtCl_4''$ über, die, wie die entsprechenden Pd-Verbindungen, ebenfalls sämtlich leicht wasserlöslich sind.

Trennungsmöglichkeiten der beiden Metalle sind hiernach gegeben durch die Wasserlöslichkeit der Pallado-Komplexe einerseits und die Unlöslichkeit der Platini-Komplexsalze des KCl und NH_4Cl andererseits.

Man fällt gewöhnlich das Platin mit Salmiak als Platinsalmiak $(NH_4)_2[PtCl_6]$, während das Pd als $(NH_4)_2[PdCl_4]$ in Lösung bleibt.

2. Zyanverbindungen:

Mit Zyan bildet Palladium in nahezu neutralen Lösungen seiner Chlorverbindungen eine gelblichweiße Fällung von Palladozyanid, eine für das Palladium besonders charakteristische Reaktion. Als Fällungsmittel dient hierbei Quecksilberzyanid:

$$PdCl_2 + Hg(CN)_2 = Pd(CN)_2 + HgCl_2 .$$

3. Ammoniakkomplexsalze:

Ammoniak erzeugt in Lösungen der Pd-Chlorverbindungen eine fleischrote Fällung, leicht löslich im Überschuß von Ammoniak unter Bildung von $[Pd(NH_3)_4]Cl_2$. Beim Ansäuern mit Salzsäure fällt gelbes kristallinisches Palladosamminchlorid $[Pd(NH_3)_2]Cl_2$. In den Ammoniakkomplexen ist also das Palladium im Gegensatz zu den unter 1 angeführten Komplexsalzen im „Kation" komplex gebunden, während als „Anion" das Cl' hinzutritt.

Nach Muspratt[1] dient sowohl die Fällung des Palladiums als Palladosamminchlorid, als auch die Fällung als Palladiumzyanür zur Darstellung metallischen Palladiums.

C. Überführung der Niederschläge in Metallschwamm.

Dieser Vorgang erfolgt in einfachster Weise durch vorsichtiges Verglühen der Niederschläge. Die Reduktion zu Metall läßt sich auch durch bekannte Reduktionsmittel, wie z. B. Ameisensäure, in ammoniakalischer Lösung bewerkstelligen.

D. Zementationsvorgänge.

Aus Lösungen ihrer Chlorverbindungen oder Sulfate werden die Edelmetalle auch bequem durch die sog. Zementation als Schwamm oder Mohr abgeschieden.

Unter „Zementation" versteht man das Ausfällen eines in Lösung befindlichen Metalles durch ein unedleres, z. B.

$$PdCl_2 + Fe = FeCl_2 + Pd .$$

Dieser Vorgang verläuft im allgemeinen um so günstiger, je weiter die betreffenden Metalle in der sog. Spannungsreihe voneinander entfernt sind. Durch Temperaturerhöhung, z. B. Einleiten von Dampf, wird die Umsetzung beschleunigt.

---

[1] Muspratt, Enzykl. Handb. d. Techn. Chemie, Bd. VII, 4. Aufl., S. 373 u. 412/13.

Das Verfahren wird in der Regel angewendet, um aus verdünnten Lösungen, wie z. B. Endlaugen, die noch vorhandenen geringen Edelmetallmengen auszugewinnen. Man benutzt zu diesem Zweck hauptsächlich Zink- oder Eisenblechabfälle. Die hierbei erzeugten „Zementationsschlämme" können je nach der Reinheit des zur Fällung benutzten Metalles und dem Reinheitsgrade der zu fällenden Lösungen mehr oder weniger stark verunreinigt sein.

Palladium wird auch sehr leicht durch Schwefelwasserstoff als Schwefelpalladium gefällt.

II. Das Verhalten in elektrochemischer Hinsicht.

Das elektrochemische Verhalten der Platinmetalle, insbesondere des Palladiums, ist seit etwa 10 Jahren mehrfach untersucht worden. So hat sich E. Kratz[1] mit der Ermittlung der Bedingungen für die elektroanalytische Einzelbestimmung der Platinmetalle befaßt.

Die elektrochemische Trennung von Platinmetallen hat E. Große-Weischede[2] bearbeitet, ist dabei aber auf gewisse Schwierigkeiten gestoßen, da die Abscheidungspotentiale dieser Metalle zu nahe beieinander liegen.

Gottschall[3] endlich hat versucht, durch Temperaturerhöhung diese Schwierigkeiten zu beheben. Es gelang ihm hierbei, z. B. das Palladium bei 85° und einem Kathodenpotential von + 0,58 Volt von Osmium, Iridium und Ruthen zu trennen, nicht dagegen von Rhodium, welches sich immer mit dem Palladium zusammen abschied. Die betreffenden Metalle lagen bei diesen Versuchen als Chloride in salzsaurer Lösung vor.

Die kathodischen Zersetzungsspannungen bei 60° werden vom Verfasser (S. 72) angegeben zu + 0,71 Volt für Platin und + 0,67 Volt für Palladium, während diejenigen der übrigen Platinbeimetalle bei + 0,39 Volt und darunter liegen. Die entsprechenden Abscheidungspotentiale bei gleicher Temperatur (60°), aber verschiedenen Stromdichten wurden (S. 74) ermittelt für Platin zu $E_h = + 0{,}64$ bis $+ 0{,}65$, für Palladium zu $E_h = + 0{,}58$ bis $+ 0{,}63$.

Nach Fr. Müller[4] zeigt das Pd bei anodischer Polarisation in chloridhaltigen Lösungen von nicht zu geringer Wasserstoffionenkonzentration ein von den übrigen Platinmetallen völlig abweichendes Verhalten. Es

[1] E. Kratz, Diss. Darmstadt 1929.

[2] E. Große-Weischede, Diss. Darmstadt 1927.

[3] Gottschall, Diss. Darmstadt 1931.

[4] Fr. Müller, Über das anodische Verhalten von Palladium in Chloridlösungen. Z. Elektroch. 1928, S. 744.

geht hierbei quantitativ in Lösung, und zwar bei verhältnismäßig unedlen Potentialen. Von einer bestimmten Stromdichte ab wird es indes passiv; doch läßt sich die völlige Passivität durch Zusatz von Salzsäure zu edleren Potentialen verschieben, und bei reiner starker Salzsäure bleibt das Pd schließlich bis zu hohen Stromdichten hinauf durchweg aktiv. Der Eintritt der Passivität ist mit Chlorentwicklung verbunden. Untersucht wurde das Verhalten des Pd in reinen Kochsalz- und salzsauren Lösungen verschiedener Konzentration und in Mischungen beider.

In chloridfreien NO_3'-SO_4''-haltigen Lösungen verhält sich Pd bei anodischer Polarisation vollkommen passiv, ebenso in alkalischen Lösungen, selbst wenn diese Chloride enthalten. Es wird aber bei Zusatz von Salzsäure (in alkalischen Lösungen nach Neutralisation der OH-Ionen) sofort aktiv. Dieses Verhalten wird mit der Ausbildung einer Bedeckungspassivität erklärt (Fr. Müller u. A. Riefkohl, Z. Elektroch. 1930, S. 181).

Das Pd ähnelt in seinem anodischen Verhalten dem Golde, während Pt, Ir und Rh beim anodischen Polarisieren in verdünnten chloridhaltigen Lösungen vollkommen passiv bleiben. In konzentrierter heißer HCl wird dagegen auch Pt vom Strome gelöst[1, 2].

Zu den gleichen Ergebnissen führten systematische Untersuchungen von Leonhardt[3] über das anodische Verhalten des Palladiums. Hierbei konnten, außer dem bereits bekannten Verhalten des Palladiums, in zyanalkalischen und neutralen NaCl-Lösungen noch sehr hohe Aktivitäten bezüglich der anodischen Auflösung des Palladiums festgestellt werden.

Der Firma W. C. Heraeus, Hanau, ist ein Verfahren patentiert, das gestattet, das Palladium in schwach salzsauren oder neutralen Kochsalzlösungen nicht nur anodisch bequem zu lösen, sondern auch in fest haftender Form kathodisch abzuscheiden.

Ist außer Palladium noch Platin zugegen, so muß, da die Abscheidungspotentiale beider Metalle sehr nahe beieinander liegen, das Platin vorher entfernt werden, da dieses sonst gleichzeitig mit dem Palladium auf der Kathode niedergeschlagen wird. Man arbeitet dann am besten mit Diaphragma. Der Anolyt wird nach dem Entplatinieren zur Abscheidung des Palladiums in den Kathodenraum gegeben. Ebenfalls mit Diaphragma, aber unlöslicher Anode, wird nach einem Patent der Mond Nickel Co. das Palladium aus ammoniakalischen Lösungen kathodisch abgeschieden.

---

[1] Grube u. Reinhardt, Über das elektrochemische Verhalten des Pt in salzsaurer Lösung. Z. Elektroch. 1931, S. 307.

[2] O. Stelling, Zur Kenntnis der elektrochemischen Reduktion der Platinchlorwasserstoffsäure in salzsaurer Lösung. Z. Elektroch. 1931, S. 321.

[3] Leonhardt, Nicht veröffentlichte Diss. Stuttgart.

Das Verfahren soll in gleicher Weise für Pt, Ir, Rh und Unedelmetalle wie Ni, Co, Cu, Fe, Zn anwendbar sein und bei geeigneter Mischung des Elektrolyten sogar die Herstellung von Legierungen gestatten.

Palladium und Silber nach dem elektrolytischen Verfahren von Moebius zu trennen bietet insofern Schwierigkeiten, als nach Versuchen von G. Hänsel[1] mit der Höhe des Pd- und Goldgehaltes im Anodensilber und steigendem Gehalt des Elektrolyten an freier HNO_3 Pd in verstärktem Maße anodisch gelöst wird und bei genügender Anreicherung im Elektrolyten in das Kathodensilber geht. Auf den geringen Unterschied der Normalpotentiale (Pd + 0,82 Volt, Silber + 0,808 Volt) wird hingewiesen.

Bei der Goldelektrolyse nach Wohlwill[2] werden mit dem Golde gleichzeitig Pd und Pt anodisch gelöst und beide können im Elektrolyten bis zu Beträgen von etwa 50 bis 60 g Pt und 5 g Pd im Liter angereichert werden, ohne daß Platin oder Palladium auf der Kathode mit dem Golde abgeschieden werden. Die Gewinnung des Pd und Pt aus dem Elektrolyten erfolgt auf chemischem Wege.

III. Gewinnung, Scheidung und Darstellung des Palladiums.

A. Palladiumlegierungen.

Als Lösungsmittel für die meisten Pd-Legierungen dienen Salpetersäure und Königswasser. Nach Abscheidung des Silbers als AgCl werden durch Eindampfen mit Salzsäure die Metalle in Chloride übergeführt. Aus den goldhaltigen Lösungen fällt man das Gold mit geringem Überschuß von Ferrosulfat oder SO_2 als Metall. Nach Schnabel[3] läßt sich das Gold aus diesen Lösungen auch durch den elektrischen Strom abscheiden.

Anschließend wird aus der Mutterlauge der Goldfällung oder aus den von vornherein goldfreien Chloridlösungen das Pt als Platinsalmiak gefällt, dieser auf einer Nutsche gesammelt und gut mit verdünnter Salmiaklösung ausgewaschen. Aus dem Filtrate hiervon wird beim Vorhandensein größerer Mengen Pd (an der dunklen Farbe kenntlich) dieses nach Muspratt (l. c.) entweder nach Neutralisation mit Soda durch Quecksilberzyanid als Palladozyanid gefällt oder als Palladosamminchlorid abgeschieden. Durch Wiederholung dieser Fällungsvorgänge läßt sich das Palladium noch weiter raffinieren.

Aus den Ablaugen werden etwa noch darin befindliche geringe Edelmetallmengen mit Zink- oder Eisenblechabfällen auszementiert.

[1] G. Hänsel, Die elektrolytische Raffination von palladiumhaltigem Rohsilber. Metall und Erz 1935, S. 161.

[2] Foerster, Elektrochemie wässeriger Lösungen. 1922, III. Aufl. S. 534.

[3] Schnabel, Handbuch der Metallhüttenkunde Bd. II, S. 819 (1904).

B. Reiche Konzentrate.

Waschkonzentrate vom Ural oder von Kolumbien oder die kanadischen oder südafrikanischen Konzentrate können in der gleichen Weise, wie bei den Palladiumlegierungen angegeben, geschieden und auf Platin, Palladium neben Gold und Silber verarbeitet werden.

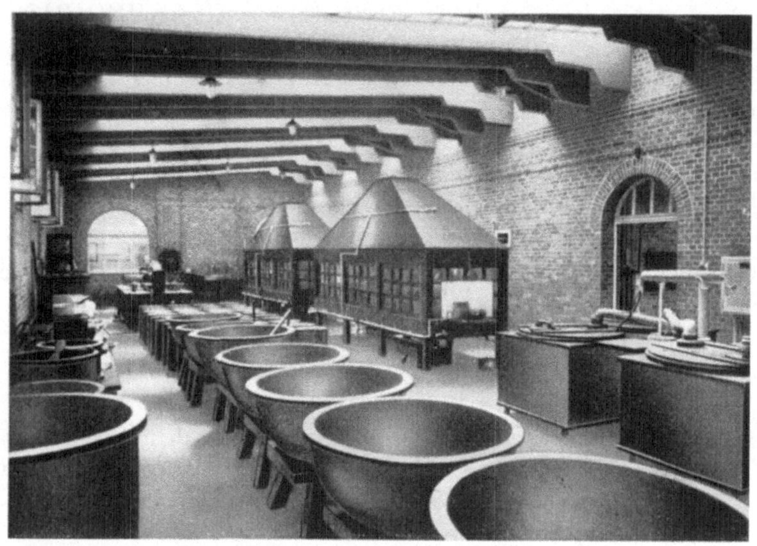

Abb. 1. Platin-Scheidungs-Laboratorium der Firma W. C. Heraeus.

C. Abfälle und ärmere Rückstände.

Abfälle, Kehrichte, Gekrätze u. dgl. werden verascht und mit Bleiglätte und Fluß reduzierend-verschlackend verschmolzen. Zementations- und Anodenschlämme (z. B. aus der Kupferelektrolyse), die neben Gold und Silber ebenfalls häufig Palladium und Platin enthalten, werden vorher zur Entfernung des noch vorhandenen Kupfers mit verdünnter heißer Schwefelsäure behandelt. Das edelmetallhaltige Blei wird auf dem Treibeherd mit Silber auf Blicksilber verarbeitet.

Die nach dem Karbonylverfahren verbleibenden Rückstände mit etwa 16% Ag, 0,5% Au, 1,8% Pt, 1,9% Pd, 0,4% Ir + Rh + Ru werden nach Langer u. Johnson[1] dem gleichen Konzentrationsverfahren unterworfen.

[1] C. Langer u. C. Johnson, „Precious Metals in the Sudbury Ores and their Recovery". The South African Mining a. Engineering Journal vom 14. I. 1928, Nr. 1894, S. 519.

Die Weiterbehandlung des palladiumhaltigen Silbers muß auf Grund der Untersuchungen von Hänsel (l. c.) zunächst auf nassem Wege durch Salpeter- oder Schwefelsäurescheidung (Affination) erfolgen. Die salpetersauren Lösungen werden nach Abscheidung des Ag als AgCl und Verdrängung der Salpetersäure durch Salzsäure in der bereits geschilderten Weise auf Palladium und Platin verarbeitet. Aus der bei der Schwefelsäurescheidung erhaltenen Silbersulfatlösung wird das Ag mit Kochsalz als AgCl abgeschieden und aus den Filtraten kann das Palladium z. B. mit Salmiak als Palladisalmiak in Gegenwart eines Oxydationsmittels gefällt werden.

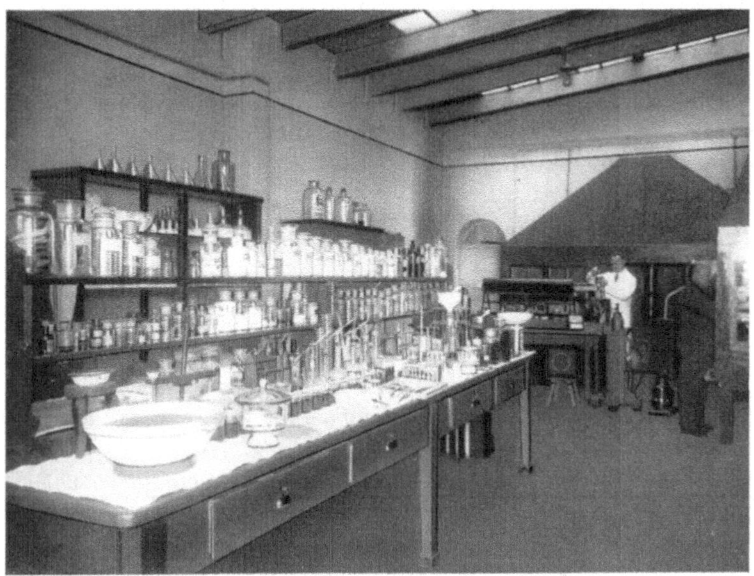

Abb. 2. Blick in ein präparatives Laboratorium der Firma W. C. Heraeus.

Die etwa in den Endlaugen noch vorhandenen Edelmetalle werden mit Eisen- oder Zinkblechabfällen auszementiert. Der hierbei erhaltene Schlamm wird, wie oben angegeben, weiterbehandelt.

In Gegenwart von Palladium und Platin gefälltes AgCl hält stets geringe Mengen dieser beiden Metalle zurück. Durch Reduktion wird das AgCl in Metall verwandelt und dieses nunmehr elektrolytisch nach Moebius geschieden. Das an der Kathode abgeschiedene Elektrolytsilber liefert nach dem Umschmelzen ein Feinsilber von 999,5—999,8 Tausendteilen, während das noch im Rohsilber vorhanden gewesene Pt und Pd mit dem Anodenschlamm ausgebracht wird.

Im Rückstand von der Salpeter- oder Schwefelsäurescheidung befinden sich neben Gold und Platin noch der Rest des Palladiums und die übrigen Platinmetalle. Man löst den Rückstand, ebenso die bei der Silberelektrolyse anfallenden Anodenschlämme, nachdem man diese durch Auskochen mit Salpetersäure vom Silber möglichst befreit hat, in Königswasser und trennt und gewinnt die Edelmetalle, wie bei den Palladiumlegierungen angegeben. Falls die Rückstände vorwiegend aus Gold bestehen, kann man diese auch, wie nachfolgend angegeben, mit Hilfe der Goldelektrolyse weiterverarbeiten.

Das im Verlaufe der Scheideprozesse anfallende Rohgold, das neben Silber meist noch Platin und Palladium enthält, wird elektrolytisch nach Wohlwill geschieden.

Die Gewinnung des Platins und Palladiums erfolgt hierbei in der Weise, daß der mit den beiden Edelmetallen angereicherte Elektrolyt von Zeit zu Zeit abgezapft wird. Nach Abscheidung des Goldes mit Ferrosulfat oder SO_2 werden Pt und Pd, wie bereits dargelegt, gewonnen. Etwa im Rohgold noch enthaltene Platinbeimetalle wie Ir, Ru, Rh verbleiben mit dem AgCl im Anodenschlamm. Nur vom Rh geht ein geringer Teil ebenfalls in Lösung und muß aus dem Elektrolyten gewonnen werden. Das an der Kathode abgeschiedene Gold ist praktisch 1000 fein.

Die bei den chemischen Scheideverfahren erhaltenen Niederschläge und Fällungen der einzelnen Edelmetalle können, abgesehen natürlich in diesem Falle vom AgCl, durch Verglühen in Schwammform übergeführt oder aber auch durch geeignete Reduktionsmittel in ammoniakalischer bzw. alkalischer Lösung in Metallschwamm verwandelt werden.

Aus neutralen oder nahezu neutralen Lösungen seiner reinen Chlorverbindungen, ferner aus den Lösungen der Chlorverbindungen in Ammoniak läßt sich auch das Palladium nach den erwähnten beiden patentierten Verfahren mit Hilfe des Stromes kathodisch abscheiden.

Das in der einen oder anderen Weise gewonnene und chemisch oder elektrochemisch raffinierte Palladium ist bei Einhaltung aller Vorsichtsmaßregeln mindestens 999,8 fein.

Die Reinheit des bei Abtrennung vom Palladium mit Salmiak erhaltenen Platins kann durch nochmaliges Umlösen in Königswasser und Ausfällen mit Salmiak ohne weiteres auf mindestens 995 Feingehalt gebracht werden. Größere Reinheiten können mit Hilfe besonders ausgearbeiteter Verfahren erzielt werden.

Die Spektralanalyse in der Edelmetall-Industrie.

Von Dr. Konrad Ruthardt, Hanau.

In der Entwicklung der Technik während der letzten 10 Jahre ist auch die chemische Analyse nicht stehengeblieben. Vor allen Dingen wurden die seitherigen klassischen Methoden dieses Arbeitsgebietes, nämlich die Gewichtsanalyse, die Maßanalyse und die elektrolytische Abscheidung, ergänzt durch physikalische Untersuchungsmethoden. An erster Stelle in der Bedeutung ist die Spektralanalyse zu nennen, die es ermöglicht, alle Metalle, sowie einige Nichtmetalle, wie Phosphor, Arsen und unter besonderen Bedingungen auch Schwefel, qualitativ und mit für viele Zwecke hinreichender Genauigkeit auch quantitativ zu erfassen.

Das Analysenverfahren ist hierbei für alle Stoffe prinzipiell dasselbe. Die Möglichkeit einer spektralanalytischen Bestimmung der Elemente ist im Atombau selbst begründet. Sie beruht, zum Unterschied von der chemischen Analyse, auf Vorgängen in den Atomen selbst und nicht auf der Bildung irgendwelcher speziellen Molekülverbindungen. Hierin ist eine große Eindeutigkeit dieser Methode begründet. Genau so, wie jedes Atom in seinem Bau und dadurch in seiner chemischen Natur verschieden ist von jedem anderen des periodischen Systems der Elemente, genau so ist das Spektrum eines Elementes nur für das betreffende Element charakteristisch und wird nur bei seiner Anwesenheit erzeugt. Der allgemeine Charakter der verschiedenen optischen Spektren, die für die Spektralanalyse in erster Linie in Betracht kommen, schließt sich eng an das periodische System an. Besonders auf seiner linken Seite ist die Struktur der Spektren übereinanderstehender Elemente gleichartig, und nur die Wellenlängen selbst sind verschieden. Wir kennen dies längst von den Alkalien her, bei denen schon in einem gewöhnlichen Handspektroskop eine charakteristische Linie zu erkennen ist (in Wirklichkeit handelt es sich um zwei nahe beieinanderliegende Linien, die in einem Handspektroskop nicht getrennt werden).

Es ist längst bekannt, daß das Atom bei allen Elementen aus einem positiv geladenen Kern besteht, der in bestimmten Bahnen von negativen Elektronen, die das elektrische Gleichgewicht herstellen, umkreist wird. Die Zahl der positiven Ladungen des Kerns, der zugleich der Sitz der Masse des Atoms ist, und die der Elektronen ist bei jedem Atom verschieden und wächst vom Wasserstoff bis zum Uran von 1—92 an. Die Elektronen bewegen sich in verschiedenen Abständen vom Kern, und die Veränderungen der äußersten Elektronen sind es, welche das optische Linienspektrum vom kurzwelligen Ultravioletten bis herein ins Ultrarote geben.

Für die Spektralanalyse selbst haben wir also nur diese äußersten Elektronen in irgendeinem Element zur Lichtanregung zu bringen, um das Spektrum zu erhalten. Diese Lichtanregung wird, von Ausmaßen speziell der Alkalimetalle abgesehen, fast stets im elektrischen Bogen oder in einem besonders geregelten Hochspannungsfunken gemacht. Das Licht wird nicht okular betrachtet, sondern im Spektrographen auf der photographischen Platte festgehalten. Dies ist vor allen Dingen deshalb bedingt, weil die für die praktische Analyse besonders wichtigen Linien der Elemente in ihrer großen Mehrzahl im ultravioletten, also nicht sichtbaren Gebiet des optischen Spektrums liegen. Der Analysengang ist nun sowohl für die qualitative als auch für die quantitative Bestimmung stets derselbe. Proben aus den zu untersuchenden Materialien werden zum Leuchten angeregt, das Licht im Spektrographen photographiert und das Analysenergebnis durch die Auswertung der photographischen Platte ermittelt.

Die Vorteile der Spektralanalyse sind nun folgende: Erstens eine sehr hohe Empfindlichkeit. Es gelingt beispielsweise, in einem Metall noch Verunreinigungen nachzuweisen, die in einer Menge von 0,01—0,001% enthalten sind. Ja, es ist in manchen Fällen möglich, noch weit geringere Mengen zu erfassen. Dafür, daß auch solche geringe Mengen, die von der chemischen Analyse nur schwer, oft sogar überhaupt nicht erfaßt werden, von hoher praktischer Bedeutung sein können, genüge der Hinweis auf die Gefährlichkeit des Bleis für Gold oder die des Phosphors für alle Platinmetalle.

Der zweite Vorteil liegt in der Schnelligkeit des Verfahrens. Die Belichtungszeit liegt zwischen einigen Sekunden und 5 Minuten. Da auf einer photographischen Platte oft bis zu 20 Analysen aufgenommen werden können, verteilt sich die Arbeit des Entwickelns und Fixierens auf 20 Analysen. Die Auswertung in qualitativer Hinsicht erfordert nach einiger Zeit des Einarbeitens für häufiger vorkommende Fälle oft nur wenige Minuten, und auch die quantitative Bestimmung, die auf der Messung der Schwärzung der Spektrallinien mittels Photometer beruht, erfordert meist auch nur eine Zeit, die unter einer Stunde liegt. Aus diesen Angaben ist wohl ersichtlich, wie rasch mit dieser Methode gearbeitet werden kann. Ein letzter großer Vorteil ist schließlich noch, daß das Analysenergebnis auf der photographischen Platte festgehalten wird. Man hat dadurch ein Dokument für die Analyse von praktisch unbegrenzter Lebensdauer.

Auf eins sei jedoch hingewiesen: Der Fehler bei der quantitativen Bestimmung beträgt etwa $\pm$ 5—10% vom Analysenwert, ziemlich un-

Abb. 1. Ausschnitte aus den Spektren der Metalle: *1* Silber, *2* Gold, *3* Palladium, *4* Platin.

abhängig von der Größe der anwesenden Konzentrationen. Es ist also möglich, 0,5 von 0,55% zu unterscheiden, nicht aber 50 von 52%. An diesem Beispiel sieht man, daß das Anwendungsgebiet der quantitativen

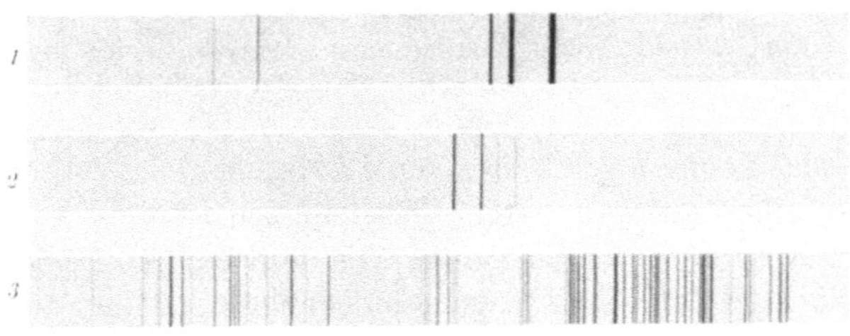

Abb. 2. Ausschnitte aus den Spektren der Metalle: *1* Zink, *2* Kupfer, *3* Nickel.

Spektralanalyse mehr auf niedere Konzentrationen beschränkt bleibt.

Abb. 1 zeigt die Spektren einiger wichtiger Edelmetalle, und zwar der für die Zahnindustrie speziell wichtigen Metalle Silber, Gold, Palladium und Platin. In Abb. 2 sind die Spektren dreier Unedelmetalle wiedergegeben, die häufig in geringeren Mengen zur Erzielung bestimmter Eigenschaften, beispielsweise der Vergütung bei Zahnlegierungen, hinzulegiert werden. Beim Vergleich dieser Aufnahmen fällt wohl ohne weiteres auf, daß einmal die Elemente Gold und Silber und dann Zink und Kupfer ein aus verhältnismäßig wenigen Linien bestehendes linienarmes Spektrum besitzen, während die Elemente Platin, Palladium und Nickel ein linienreiches Spektrum zeigen. Ganz allgemein gilt für das ganze periodische System der Elemente die Tatsache, daß die Elemente der linken Seite ein linienarmes, die auf der rechten ein linienreiches Spektrum besitzen. Praktisch bedeutet dies, daß die qualitative Unterscheidung, beispielsweise

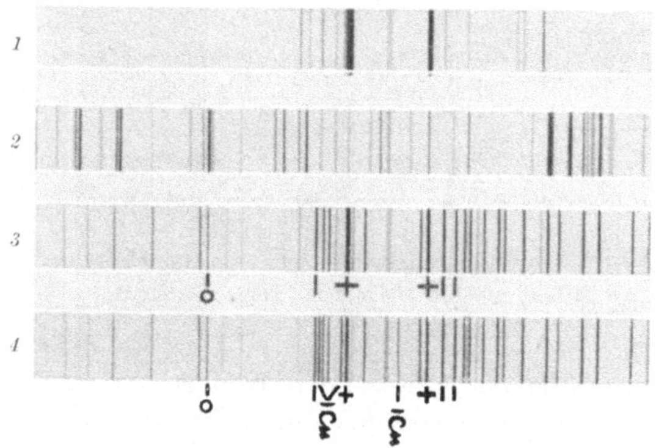

Abb. 3. Ausschnitte aus den Spektren von Pd-Ag-Au-Legierungen mit Vergleichsspektren von Ag und Au.
1 Silber, *2* Gold, *3* und *4* Palladium-Silber-Gold-Legierung.

einer Gold-Silber-Legierung, die frei von Pt-Metallen ist, von einer Palladiumlegierung schon auf den ersten Blick möglich ist.

Im Spektrum eines jeden Elementes sind nun einige besonders starke Linien auffällig. In den Abbildungen sind einige derartige starke Linien markiert. Ist von einem Element nur eine kleinere Menge in einer Probe vorhanden, so treten auf der photographischen Platte nicht alle Linien auf, sondern nur diese stärksten, die sog. letzten Linien. Man hat also bei der Analyse nur nach diesen letzten Linien zu suchen, wenn man feststellen will, ob ein Element anwesend ist.

Abb. 3 zeigt Aufnahmen von Pd-Ag-Au-Legierungen. In der ersten und zweiten Aufnahme ist noch einmal zur leichteren Orientierung Silber und Gold aufgenommen. Das Spektrum 3 ist das einer Kronenlegierung. Die Palladiumlinien sind mit einem Strich, die Goldlinien mit einem Ring und die Silberlinien mit einem Kreuz gekennzeichnet. Man erkennt leicht im Spektrum 3 die Anwesenheit von Pd, Ag und Au. Spektrum 4 zeigt weiter noch die Linien von Cu und Zn, die als Vergütungszusätze mitlegiert wurden. Man kann hier also sehr rasch und leicht auf einer einzigen photographischen Platte eine einfache Übersichtsanalyse erhalten. Noch ein weiteres wichtiges Anwendungsgebiet oder Spektralanalyse soll mit Beispielen gezeigt werden. Es ist nämlich möglich, auch Lokalanalyse

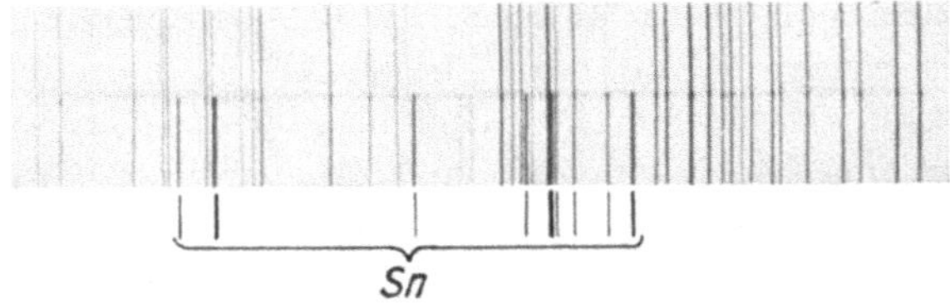

Abb. 4. Lokal-Analyse an der Bruchstelle einer Pd-Ag-Legierung, Verunreinigung Zinn.

zu treiben, d. h. eine ganz bestimmte Stelle eines Werkstückes zu untersuchen. Man läßt zu diesem Zweck von einem anderen Stück aus dem gleichen Material den Bogen oder Funken genau auf die Stelle übergehen, etwa auf eine Rißstelle oder einen Einschluß, und macht weiter eine Auf-

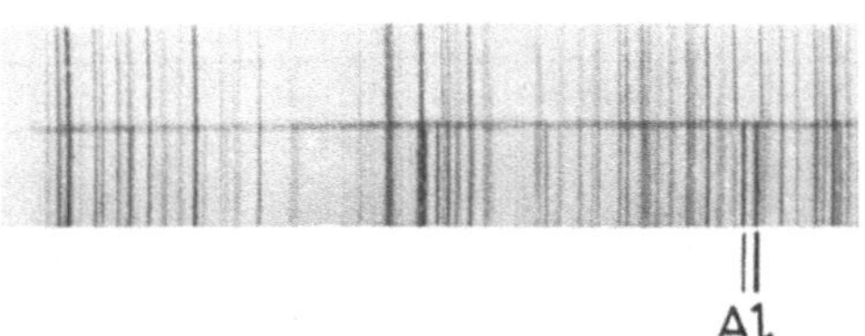

Abb. 5. Lokal-Analyse an der Stelle eines Einschlusses in einer Gold-Legierung, Verunreinigung Aluminium.

nahme von einem guten Stück des Werkstückes. Die Abb. 4 und 5 zeigen solche Aufnahmen. In Abb. 4 handelt es sich um eine Pd-Ag-Legierung, die an einer Stelle einen Riß zeigt. Aus der Aufnahme ersieht man, daß an der Rißstelle Zinn vorliegt. Linien, deren Herkunft zunächst unbekannt ist, kann man leicht durch Ausmessen feststellen, ihre Wellenlänge bestimmen und aus Tabellen der erwähnten letzten Linien ihre Herkunft ermitteln. In Abb. 5 ist eine Aufnahme eines Einschlusses in einer Goldlegierung gemacht. Das Spektrum zeigt Aluminium, also zweifellos Reste von Tiegelmaterial oder dergleichen.

Bis jetzt haben wir nur Beispiele für die qualitative Analyse gezeigt, es soll auch noch eines für die quantitative angeführt werden. Wie schon erwähnt, ist der Grad der Schwärzung ein Maß für die Menge des zu untersuchenden Elements. Da nun, außer von der Konzentration, die Stärke der Schwärzung auch noch von verschiedenen anderen Faktoren, wie elektrische Anregungen, Belichtungszeit, Art und Dauer der Entwicklung, abhängig ist, so kann man nicht einfach durch Messung der Absolutschwärzung die Konzentration ermitteln. Wie man vorgeht, soll gleich an einem praktischen Beispiel, nämlich der Bestimmung des Pd in Pt, gezeigt werden. Macht man Aufnahmen von Legierungen mit bekanntem, genau abgestuftem Pd-Gehalt, sog. Eichlegierungen, so stellt man fest, daß, unabhängig von äußeren Bedingungen, die Schwärzung der Pd-Linien relativ zu den Pt-Linien abnimmt, und man kann feststellen, daß bei gewissen Konzentrationen, die man durch Interpolation ermitteln kann, was im einzelnen nicht weiter ausgeführt werden soll, einzelne Pd-Linien gleiche Schwärzungen besitzen wie Pt-Linien.

Einige solcher Linienpaare sind in folgender Tabelle zusammengefaßt. Es sind angegeben die Wellenlängen der Linien des Pd und die des Pt; ferner die Konzentration, bei der diese beiden Linien gleich stark auf der photographischen Platte erscheinen. Wenn also beispielsweise die Pt-Linie **3408** so stark ist wie die Pd-Linie 3433, so enthält diese Legierung 11% Pd usw.

Pd	Pt	gleich bei % Pd	Pd	Pt	gleich bei % Pd
3433	3408	11	3481	3483	0,5
3440	3408	10	3609	3638	0,4
3481	3408	7	3634	3638	0,3
3421	3408	6,5	3609	3672	0,27
3718	3706	5	3609	3687	0,2
3404	3408	4,5	3634	3674	0,15
3481	3485	4	3609	3683	0,09
3421	3485	ca. 2	3634	3683	0,075
3440	3483	1	3404	3367	0,06
3634	3628	0,9	3421	3427	0,045
3609	3642	0,7	3421	3417	0,035
3634	3642	0,6	3421	3431	0,02

Solche Gleichheitspaare nennt man nach dem Vorschlag von Gerlach, München, der diese Methode eingeführt hat, homologe Paare. Will man nun eine Konzentration ermitteln, die nicht gerade an der Stelle eines homologen Paares liegt, so kann man sich auf einfache Weise helfen. Man photometriert zunächst in einigen Eichlegierungen mit bekanntem Pd-

Gehalt die Schwärzung einer Pd- und einer Pt-Linie und bildet das Schwärzungsverhältnis. Dieses wird in Abhängigkeit von der Konzentration der Eichlegierungen graphisch aufgetragen. In einer Legierung mit unbekanntem Pd-Gehalt hat man nun auf die gleiche Weise das Schwärzungsverhältnis Pd zu Pt zu bestimmen und man kann dann gleich aus der Kurve, die man nur einmal für alle Analysen aufzustellen hat, die Konzentration ermitteln.

Solche Kurven und Tabellen, wie wir sie hier für das Beispiel des Palladiums in Platin gezeigt haben, wurden in den Laboratorien der Firma W. C. Heraeus, Hanau, für so ziemlich alle wichtigen Kombinationen von Edelmetallen ausgearbeitet, so daß wir in der Lage sind, auch für die chemische Analyse schwierige Element-Kombinationen in kürzester Zeit sicher und einwandfrei zu analysieren.

Neuere Anwendungsgebiete für Alba-Legierungen.

Von Dr. Alfred Jedele, Hanau.

Die Zahntechnik war das erste Gebiet, durch welches die Palladium-Silber-Gold-Legierungen Eingang in die Technik gefunden haben. Auf diesem Gebiet wurden sie erprobt und diejenigen mechanisch-technologischen und chemischen Eigenschaften herausgebildet, die notwendig sind, um den in der Zahntechnik bekanntlich in besonderer Vielseitigkeit auftretenden Anforderungen gerecht zu werden. Es steht fest, daß diese Entwicklungsarbeit heute erfolgreich abgeschlossen ist und daß in den Pd-Ag-Au-Legierungen ein vollwertiger Edelmetallwerkstoff vorliegt.

Beim Vorliegen solcher Tatsachen war es naheliegend, nach weiterer Anwendung für diese Legierungen zu suchen und ganz allgemein die technischen Verwendungsgebiete von Gold und Goldlegierungen zu prüfen, inwieweit für dieselben die Pd-Ag-Au-Legierungen als vorteilhafter Austauschwerkstoff herangezogen werden können. Versuche, die von der W. C. Heraeus G. m. b. H. zusammen mit Unternehmungen der einschlägigen Industrie durchgeführt wurden, haben eine erfreuliche Entwicklung in dieser Hinsicht eröffnet.

Die Goldfederindustrie ist bei der heutigen Verbreitung des Füllhalters ein nicht unbedeutender Goldabnehmer. Sie verwendet fast ausschließlich 14 kar. Gold, welches sich bei geeigneter Legierungszusammensetzung als vollkommen tintenbeständig erwiesen hat. An dieses Gold werden, abgesehen von der chemischen Beständigkeit gegen die in der Tinte enthaltenen Agenzien, noch folgende Anforderungen gestellt: hohe Härte und Federkraft, dabei einwandfreie Verarbeitbarkeit durch Walzen und Prägen und schließlich die Fähigkeit, mit den bekanntlich als Federspitzen verwendeten Osmium- oder Iridiumlegierungen leicht verschweißbar zu sein, wobei mit diesen eine so feste Verbindung erzielt werden muß, daß das Ausbrechen der Federspitzen im Gebrauch mit Sicherheit vermieden wird.

Für eine solche Inanspruchnahme kommen Legierungen nach Art der Alba P und Alba O in Betracht, während Alba K zu weich ist und Alba G als typische Gußlegierung mangels ihrer Eignung zur spanlosen Verformung ausscheidet. Es wurde eine in ihren Eigenschaften zwischen Alba P und Alba O liegende Legierung ausgearbeitet und diese von der Goldfederindustrie untersucht. Der Befund war durchaus befriedigend. Aus dieser Pd-Ag-Au-Legierung können Federn hergestellt werden, deren einziger Unterschied gegenüber Goldfedern in ihrer weißen Farbe liegt. Hinsichtlich der chemischen Beständigkeit gegen Tinte bestehen keine Bedenken, haben sich doch die Alba-Legierungen bei ihrer Verwendung in der Zahnheilkunde als ebenso beständig wie 18—22kar. Gold erwiesen. Sie werden demnach auch in der Lage sein, an die Stelle des für Schreibfedern üblichen 14kar.

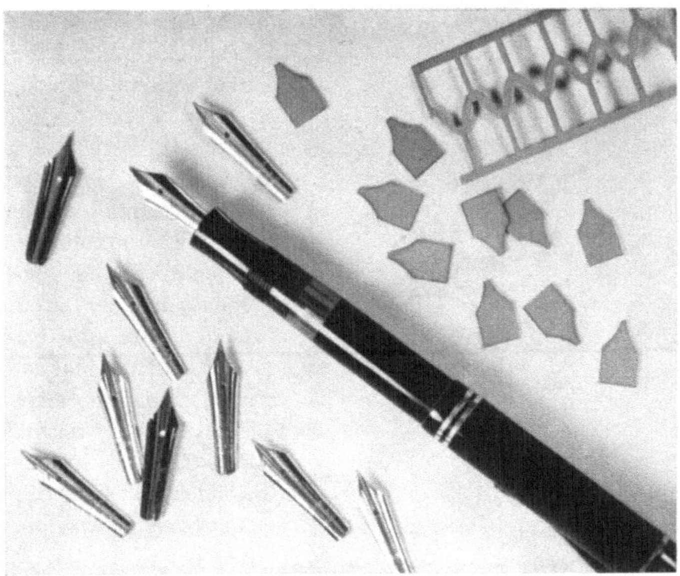

Abb. 1. Federn aus Palladium-Silber-Gold-Legierung in verschiedenen Verarbeitungsstadien.

Goldes zu treten. Diese Annahme wird durch die praktische Erfahrung erhärtet; Pd-Ag-Au-Federn, die schon mehrere Jahre im Gebrauch sind, haben keine nachteilige Veränderung erlitten.

Federn aus Pd-Ag-Au-Legierungen werden heute schon fast von allen deutschen Federfabriken hergestellt und gelten als den Goldfedern gleichwertig[1]. Sie kommen zum Teil in ihrer ursprünglichen weißen Farbe in

[1] *Anmerkung während der Drucklegung:* Durch das inzwischen ergangene Verbot der Herstellung von Goldfedern für den Inlandsmarkt wurde die Entwicklung stark beschleunigt; die Umstellung der Fabrikation von Goldfedern auf Pd-Ag-Au-Federn ist allerseits in vollem Gang.

den Handel, größtenteils werden sie aber vorerst noch vergoldet, um dem Geschmack des Publikums Konzessionen zu machen. Das Verständnis für die veränderte, d. h. weiße Farbe dieses Austauschwerkstoffes für Gold, das auf dem Gebiet der Zahnheilkunde bei den ausübenden Praktikern wie bei ihren Patienten in erfreulicher Weise fortgeschritten ist, hat sich naturgemäß auf dem noch neuen Anwendungsgebiet der Füllhalterfedern noch ungenügend durchgesetzt. Um solche vorhandenen Vorurteile zum Fallen zu bringen, ist es ja bekanntlich nicht nur notwendig, überzeugende Beweise für die Vollwertigkeit eines neuen Werkstoffes zu bringen, sondern auch der Zahn der Zeit muß hierbei sein Werk tun, und zwar um so gründlicher, je konservativer die gedankliche Einstellung des Käuferpublikums ist. Einem gewissen Mittelding zwischen der „gelben" und der „weißen" Geschmacksrichtung des Käuferkreises wird man übrigens dadurch gerecht, daß man nur einen Teil der Fläche der Federn vergoldet. Man erzielt dadurch hübsche Farbwirkungen und erreicht praktisch genau dasselbe, was man schon früher bei bestimmten Goldfedern dadurch bekam, daß man sie teilweise galvanisch mit Platin oder besser Rhodium überzog.

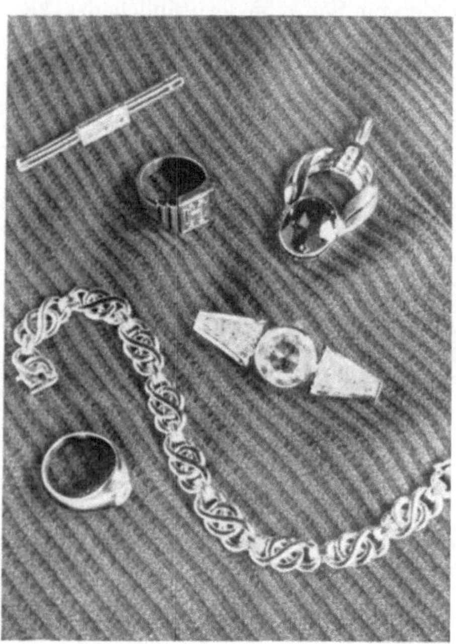

Abb. 2. Schmuck aus Alba-Legierung.

Wenn eine Legierung in ihren mechanisch-technologischen Eigenschaften und nach ihrem Verhalten chemischen Agenzien gegenüber, d. h. nach ihrer Anlauf- und Verfärbungsbeständigkeit, den Goldlegierungen gleichkommt, so ist ihre Verwendbarkeit für die Herstellung von Schmuckwaren eine gegebene Tatsache. Die Palladium-Silber-Gold-Legierung Alba kann ohne Bedenken den in der Schmuckwarenindustrie üblichen Bearbeitungsverfahren unterworfen werden. Man greift dabei etwa zu derselben Legierungszusammensetzung wie bei der Federfabrikation und arbeitet also mit einer Legierung von ziemlicher Festigkeit, etwa entsprechend einer Brinellhärte von 200 kg/mm² und einer Zugfestigkeit von 60 kg/mm².

In der Feder- wie in der Schmuckindustrie wird die Vergütbarkeit der Legierung meist nur so weit ausgenutzt, als sich dies durch langsames Abkühlenlassen der Werkstücke nach dem Glühen von selbst ergibt. Die exakte Ausführung der Anlaßbehandlung, bei welcher die Härte der entsprechenden Legierungen auf mehr als 200 kg/mm² ansteigt, unterbleibt wohl im allgemeinen deshalb, weil eine so hohe Härte für nicht notwendig erachtet wird, zum Teil auch, weil man die Anlaßbehandlung für unbequem hält. Es liegen also ganz dieselben Verhältnisse vor wie bei der zahntechnischen Verwendung der Legierung. Handelt es sich um Drück-, Treib- oder Hämmerarbeiten, so kommen auch weichere Legierungen, die in

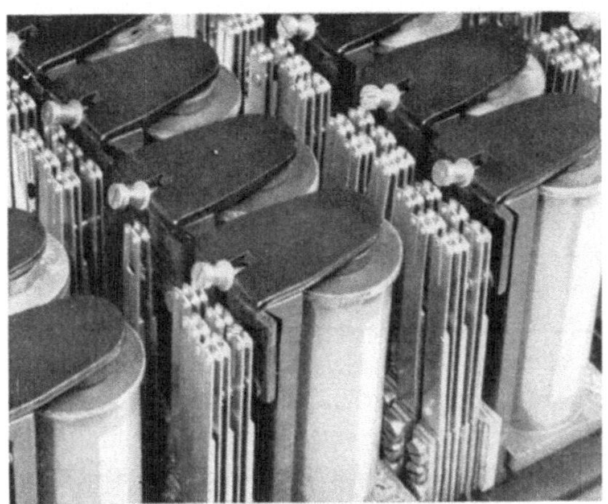

Abb. 3. Kontakte an Telephonrelais.

ihren mechanischen Eigenschaften zwischen Alba K und Alba P liegen, in Betracht, während man für Nadeln und ähnliches besonders harte Legierungen wählt (Alba O).

Bei Schmuckgegenständen legt man, sofern sie nicht aus Gold bestehen, Wert auf besonders reine weiße Farbe. Daher rührt die Verwendung von Platin und Weißgold als Schmuckmetall, die durch ihre weiße Farbe den Glanz von Brillanten besser zur Geltung kommen lassen als Gold. In derselben Richtung liegt auch der Vorteil bei der Verwendung von Palladium-Silber-Gold-Legierungen für diese Zwecke. Das Platinbegleitmetall Rhodium besitzt nun ein besonders hohes Lichtreflexionsvermögen und damit eine helle und weiße Farbe, und es übertrifft hierin sowohl Platin, wie auch die Palladiumlegierungen. Aus diesem Grunde wird auf weißen Schmuckstücken zur Hebung des Glanzes ein galvanischer Rhodiumüberzug angebracht, was also auch bei Schmuck aus Pd-Ag-Au-Legierungen zu empfehlen ist. Es sei noch erwähnt, daß das Rhodium nur für die Herstellung von Oberflächenschichten in Betracht kommt, als Werkstoff für die Schmuckstücke selbst scheidet es wegen ungenügender Verarbeitbarkeit aus.

In der Reihe der Großabnehmer für Edelmetalle darf die Elektrotechnik nicht vergessen werden. Sie verwendet in erheblichen Mengen Platin und Silber, sowie die verschiedensten Edelmetallegierungen, wovon der größte Teil in Form von Kontakten in den Apparatebau wandert. An Schaltgeräten für Schwach- und Starkstromtechnik bestehen diejenigen Teile, die das Öffnen und Schließen des Stromkreises bewirken, vielfach aus Edelmetall, um eine zuverlässige Kontaktgabe zu gewährleisten, die nicht durch Schichten von Oxyden oder anderen, schlechtleitenden chemischen Verbindungen, wie sie durch den Einfluß der Atmosphärilien oder der beim Öffnen und Schließen des Stromkreises auftretenden Funken oder Lichtbögen auf Kontaktflächen aus unedlen Metallen entstehen können, gefährdet wird.

Zu den seither für diesen Zweck verwendeten Edelmetallwerkstoffen sind jetzt noch die Pd-Ag-Au-Legierungen getreten. Durch ihre hohe Anlaufbeständigkeit und die sichere Kontaktgabe, die dadurch gewährleistet wird, erscheinen sie gerade für solche Apparate, bei denen diese Faktoren von besonderer Wichtigkeit sind, geeignet. Versuche hierüber befinden sich zur Zeit in Gang. Die Form der Kontakte ist sehr mannigfaltig, sie entspricht dem jeweiligen Verwendungszweck, wobei auch die Konstruktion des Schaltgerätes berücksichtigt werden muß. Am häufigsten werden Niete verwendet, mit spitzen, gewölbten oder flachen Köpfen, weiterhin sind Scheibchen, Stifte, Lamellen, Bügel und ähnliches bekannt.

Schließlich sei noch die Blattgoldindustrie erwähnt, die sich mit der Verarbeitung von 18—23 kar. Goldlegierungen zu feinsten Folien befaßt und für deren Arbeitsmethode nur besonders weiche und duktile Metalle und Legierungen geeignet sind. Die Verarbeitung geschieht so, daß man man von ungefähr 0,03 mm starken Walzblechen ausgeht, die in kleine quadratische Stückchen von etwa 25 mm Seitenlänge geschnitten werden. Diese Stückchen werden nun zwischen Pergament in Stößen von einigen hundert Blatt mit einem schweren Hammer ausgeschlagen, wobei das Metall auf Kosten der Stärke in die Breite geht und schließlich eine Fläche einnimmt, die ein Mehrfaches der ursprünglichen beträgt. Diese Schlagarbeit geschieht in mehreren Arbeitsgängen, wobei später an Stelle der Pergamentzwischenlagen sog. Goldschlägerhäutchen treten und die Anzahl der zu einem Stoß zusammengeschichteten Lagen schließlich über 1000 ansteigt. Als Endprodukt erhält man ein hauchdünnes Blattmetall, das nur mehr ein oder mehrere zehntausendstel Millimeter stark ist. Das Verfahren wird heute noch rein handwerksmäßig ausgeübt — allerdings zum Teil in Betrieben von erheblicher Größe — und erfordert große Erfahrung und Geschicklichkeit. Es erscheint dem Metallkundigen aus dem Grunde bemerkenswert und erstaunlich, weil es den Werkstoff in außergewöhnlich weitgehendem Maße und nach einer nicht gerade schonhaften Arbeitsmethode verformt, und weil das aus dieser Arbeit hervorgehende Produkt zeigt, daß manchen Metallen und Legierungen eine geradezu verblüffende Duktilität innewohnt.

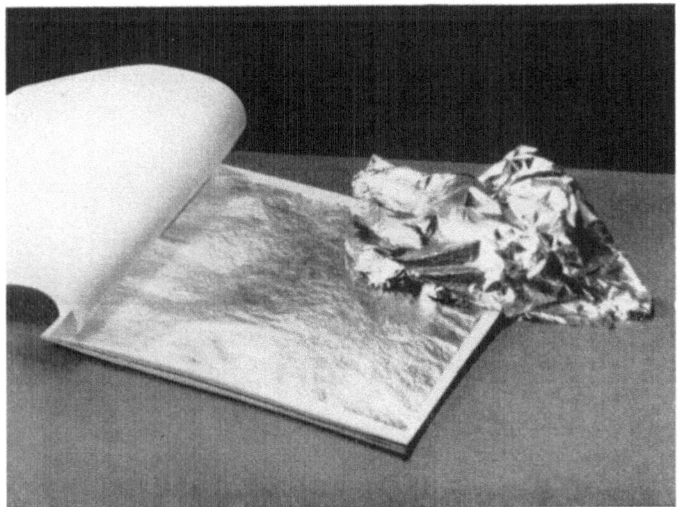

Abb. 4. Nach dem Goldschlägerverfahren hergestelltes Blatt-Alba.

Die in Goldschlägereibetrieben vorgenommenen Versuche, weiche Pd-Ag-Au-Legierungen nach Art der Alba K zu Blattmetall zu verarbeiten, haben ein günstiges Resultat gebracht. Es gelingt Blätter zu schlagen, die an Dünne und Gleichmäßigkeit mit dem Blattgold wetteifern, und es ist anzunehmen, daß die diesen Blättern eigene weiße und dabei nicht kalte Farbe und ihre Anlauf- und Verfärbungsbeständigkeit dem Blatt-Alba entsprechende Anwendungsgebiete sichern werden. Weiße Blattmetalle sind schon bekannt, und zwar Blattsilber und Blattaluminium, die beide, hauptsächlich das Blattaluminium, in erheblichem Maße verwendet werden. Beide Werkstoffe haben jedoch keine idealen Eigenschaften, da das Blattsilber infolge seiner Empfindlichkeit gegen den Einfluß schwefelhaltiger Agenzien keine vollkommene Farbbeständigkeit besitzt, während Blattaluminium zwar anlaufbeständig ist, seine Farbe aber gegenüber der weißer Edelmetalle als kalt empfunden wird. Es ist Aussicht vorhanden, daß das Blatt-Alba eine hier vorhandene Lücke ausfüllen kann und als edles, anlaufbeständiges Blattmetall von weißer Farbe eine zukunftsreiche Entwicklung vor sich sieht.

Die Tatsache der Verarbeitbarkeit von Alba-Legierungen zu Blattmetall nach dem Goldschlägerverfahren ist aber nicht nur als solche erfreulich, sondern sie besitzt Bedeutung darüber hinaus, zeigt sie doch, daß in diesen Legierungen ein Werkstoff von außergewöhnlichen Bearbeitungsmöglichkeiten und hervorragend duktilem Gefüge vorliegt, eine Erkenntnis, die geeignet ist, das Zutrauen zur Verwendbarkeit der Alba-Legierungen auf allen Gebieten der Technik, in die sie bis jetzt Eingang gefunden haben, zu bestärken.

Technische Daten der Alba-Legierungen.

Bezeichnung	Verwendungszweck	spez. Gewicht	Schmelzpunkt °C	Brineilhärte in kg/mm² weich	Brineilhärte in kg/mm² vergütet	Zerreißfestigkeit in kg/mm² weich	Zerreißfestigkeit in kg/mm² vergütet	Streckgrenze in kg/mm² weich	Streckgrenze in kg/mm² vergütet	Dehnung weich	Dehnung vergütet	Tiefung nach Erichsen am weichen Werkstoff gemessen: mm Auftiefung	Tiefung nach Erichsen am weichen Werkstoff gemessen: kg-Last
K	unvergütbar f. Ringe, Hülsen, Kronen, Kanülen	11,4	1200	60	—	30,5	—	9,3	—	41,5	—	10,1	310
P	vergütbar f. Prägeplatten, Klammern, Molarenbänder	11,6	1085	120	200	42,7	72,5	26,1	40,2	28	16	8,9	430
O	vergütbar orthod. Material f. federnd. Klammern, Stifte	11,5	1175	165	240	71,4	94,0	45,9	69,5	32	24	—	—
G	f. Gußarbeiten, gegossene Klammern . . .	11,4	1030	130	205	42,6	64,5	19,1	43,3	13	10	—	—
Lot S2		12,2	830	—	—	—	—	—	—	—	—	—	—

Abwinkelungsdaten von Alba O und Goldlegierungen
(angegeben in Winkelgraden).
Bestimmt an Draht von 1 mm ∅ bei einer Einspannlänge von 25 mm.

Belastung in Gramm	20 kar. Gold mit 10% Platin				Orthodont. Spez.-Legierung Gold-Platin				ALBA O			
	weich		vergütet		weich		vergütet		weich		vergütet	
	Abw.	Ddf.	Abw.	Ddf.	Abw.	Ddf.	Abw.	Ddf.	Abw.	Ddf.	Abw.	Ddf.
50	4	—	4	—	5	—	4	—	5	—	5	—
75	7	0,5	7	—	7	—	6	—	6	—	6	—
100	10	1,5	9	—	12	—	8	—	9	—	9	—
125	28	14	13	1,5	16	0,5	11	—	12	6	11	—
150	58	47	23	9	24	1,5	13	1	31	21	14	1
175	x	x	62	43	35	13	16	1,5	57	47	19	2
200	x	x	x	x	76	34	19	3	x	x	31	11

Abw. = Abwinkelung; Ddf. = Dauerdeformation; x = Abwinkelung über 90°.

Druck der Spamer A.-G.
in Leipzig